PLENISH

自製抗病蔬果汁

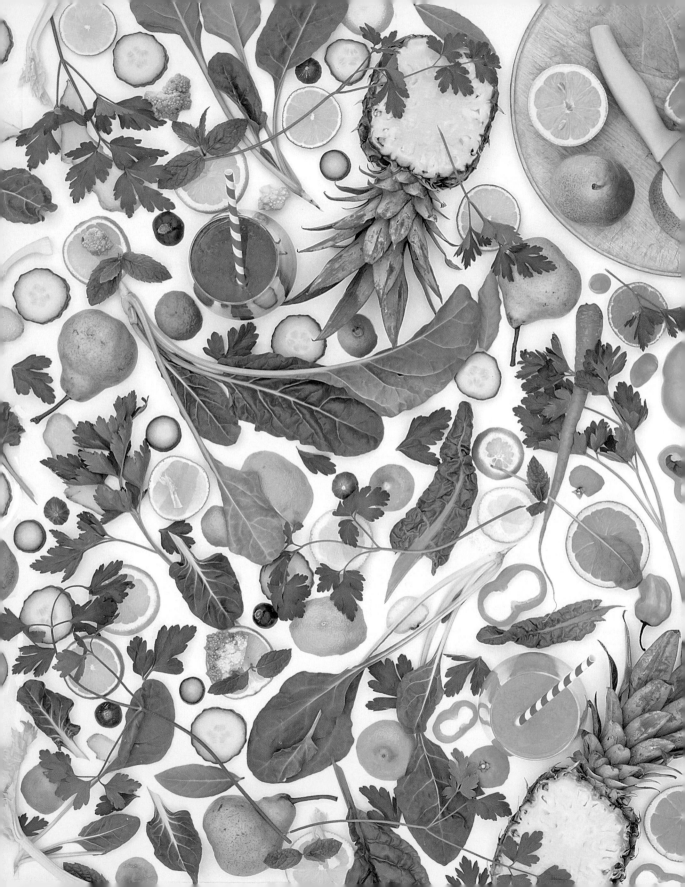

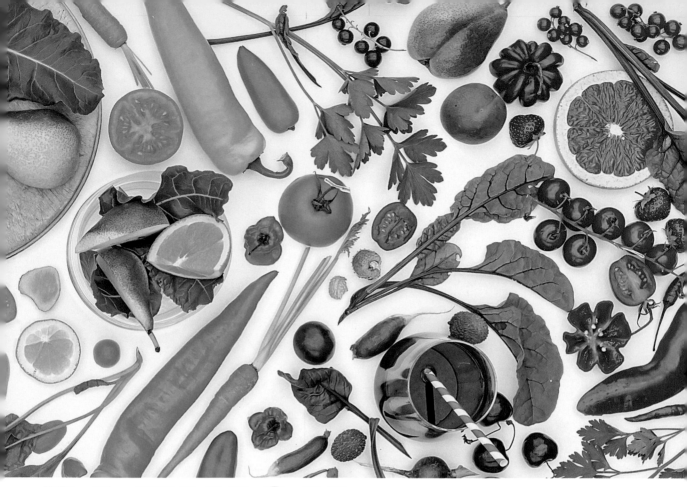

PLENISH
自製抗病蔬果汁

驚人的蔬果力
將各種身體不適
一掃而空！

卡拉·M. L. 羅森　著
管惠玲　譯
Kara M. L. Rosen

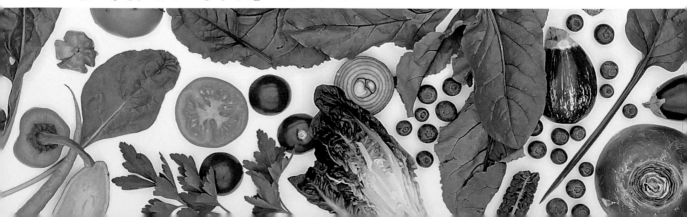

PLENISH 自製抗病蔬果汁

作　　者：卡拉‧M. L. 羅森
翻　　譯：管惠玲
主　　編：黃正綱
文字編輯：許舒涵、蔡中凡
美術編輯：吳立新
行政編輯：秦郁涵

發 行 人：熊曉鴿
總 編 輯：李永適
印務經理：蔡佩欣
美術主任：吳思融
發行經理：張純鐘
發行主任：吳雅馨
行銷企畫：汪其馨、鍾依娟

出 版 者：大石國際文化有限公司
地　　址：臺北市內湖區堤頂大道二段 181 號 3 樓
電　　話：(02) 8797-1758
傳　　真：(02) 8797-1756

2016 年（民 105）7 月初版
定價：新臺幣 350 元／港幣 117 元
本書正體中文版由 Octopus Publishing Group Ltd.
授權大石國際文化有限公司出版
版權所有，翻印必究
ISBN：978-986-92684-8-6（平裝）
＊ 本書如有破損、缺頁、裝訂錯誤，請寄回本公司更換
總代理：大和書報圖書股份有限公司
地　　址：新北市新莊區五工五路 2 號
電　　話：(02) 8990-2588
傳　　真：(02) 2299-7900

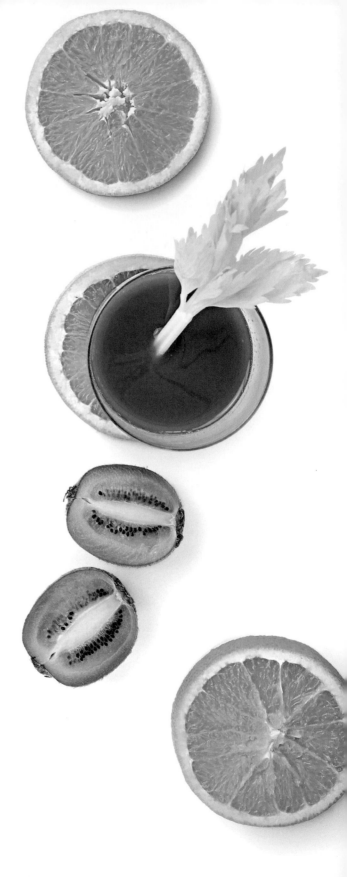

國家圖書館出版品預行編目（CIP）資料

PLENISH　自製抗病蔬果汁
卡拉‧M. L. 羅森 作；管惠玲 翻譯 .
-- 初版 . -- 臺北市：大石國際文化，民 105.7
144 頁；19 × 23.5 公分
譯自：Plenish : juices to boost, cleanse & heal
ISBN 978-986-92684-8-6(平裝)

1. 食療 2. 果菜汁
418.915　　　　　　　　　　105003374

目錄

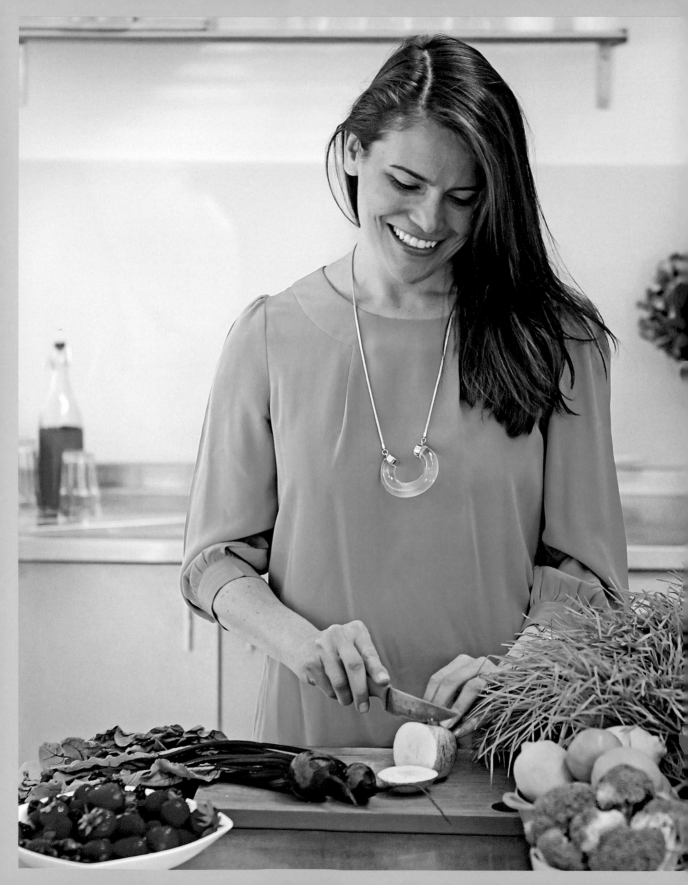

開始尋找蔬果汁

卡拉的親身經歷

事業高峰

2007年在紐約市,是我人生中一段非常精采的時期。當時我還不到30歲,在出版集團康泰納仕的男性時尚雜誌《Men's Vogue》工作。那時候經濟蓬勃,我身邊的人都不怕花錢,過得很奢侈。我經常和同事到美國西岸出差。公司給的出差報銷額度非常慷慨,所以我們常常住在房間裡有無限暢飲迷你吧台的高級飯店,隨心所欲地在西岸最好的餐廳用餐。後來,這些放縱的行為開始帶來惡果。

身為二十多歲的單身女性,我自己一個人住在曼哈頓的一間公寓套房,沒有什麼個人紀律或規則可言。我患了反覆發作的鏈球菌性喉炎,家庭醫師每次都開抗生素給我。只要吞幾顆藥丸,就可以馬上重返工作和社交崗位,雖然得忍受抗生素的常見副作用:念珠菌感染,但我已經很感激了。我的精力日益衰退,但我認為我只是需要多喝一點咖啡,並在週末補眠就行了。不過問題並沒有解決。

不只要活下來,還要充滿活力

我現在把那種情況叫做行屍走肉—所做的事只是為了活著,但不足以得到活力。我搭著這臺不受控制的雲霄飛車過了將近兩年,期間共有12個月都在吃抗生素。抗生素的問題是雖然殺菌能力很強,但不會區分好菌和壞菌。因此,抗生素殺死了所有引發喉炎的鏈球菌,同時也殺死了所有的好細菌,嚴重削弱了我的腸道和免疫系統健康。

我經歷了幾次憂鬱症發作,感到情緒低落、頭暈腦脹,我把這些問題歸因於青年危機和孤獨的單身生活。我不再有精力去跑步和運動,雖然這些原本一直是我生活的一部分,也是有效減輕壓力的好方法。我完全沒有考慮到的是,我身體的正常化學狀態失去了平衡。朋友和家人建議我多「出去走走」,克服疲勞和情緒低落。結果這反而讓我喝了更多酒,吃下更多不對的食物,如白麵包、麵食、含糖和油炸食品。我以為能幫我解決憂鬱的方法,只讓病情更嚴重。

愛因斯坦給了我一記當頭棒喝!

發燒、昏昏欲睡、心情鬱悶(還發胖!),加上鏈球菌又再次擊敗了抗生素,我覺得我已經跌到了谷底。我最後一次回去看了我的家庭醫師,他除了開給我更新、更強的抗生素,並且義無反顧地表示願意幫我切除扁桃腺之外,還介紹了一位心理醫師給我。心理醫師的解決方案是用抗憂鬱藥來幫我「撥雲見日」。

我坐著紐約地鐵去拿處方藥途中,感覺自己像是個快要70歲的人,而不是才剛要30歲。這時,有一張我大概已經見過很多次的海報突然引起了我的注意。海報上寫著愛因斯坦對瘋狂的定義:

瘋狂就是:一遍又一遍地做同樣的事,卻期待有不同的結果。

我覺得愛因斯坦好像就坐在我旁邊的位子上,從1909年的過去踹了我一腳。我知道我需要為我的健康做點改變。

7

我多麼希望我可以告訴過去年輕的自己，95%的血清素（快樂激素）是產於腸胃道，所以現在我都把腸胃道視為人的第二大腦。照顧好胃腸，就是促進精神健康的第一步。

給我一位治療師，不然就來點芥藍吧

我感到我心裡的家庭醫師被一個新的挑戰喚醒了──我到底要做什麼生活上的改變，才能打破這個瘋狂的惡性循環呢？我不知道答案在哪裡，不過我有幾位有智慧又健康的朋友，建議我去看一位自然療法醫師和一位營養治療師。讓我大感意外的是，在和那位營養治療師約診之前，她就先要求我填一份有一大堆問題的問卷，其中90%是和食品及飲食有關的，另外還要我寫十天的飲食日記。當時我自以為大部分很健康的飲食看起來大致像這樣：

上午7點30分早餐：粥、水果和咖啡，或花生醬土司

下午1點午餐：烤雞肉或火雞三明治（不加美乃滋，我是很注意熱量的！）

下午3點零食：冷凍優格和水果，通常會再加一杯咖啡

晚上8點晚餐：外帶晚餐

「等一下，都晚上8點了，我還沒有吃到新鮮蔬菜？」就是我的飲食中欠缺的一環。補上這一塊，將會對我未來的健康起很大的作用。

快樂的腸胃道

做過各種檢驗，排除了所有食物耐受不良的可能性之後，營養治療師很有信心地認為，我只要大幅改變飲食內容，也就是少吃加工食品和糖分，並大量攝取天然低糖的生機食物，就能控制我的鏈球菌和念珠菌感染，並有助於憂鬱症的緩解。因為我常吃加工的便利食品，又經常喝咖啡和酒，我的身體是酸性的。更因為服用抗生素，我的消化系統幾乎剩不了多少可以抵禦疾病的有益細菌，因此我的第二大腦（胃腸）沒有能力製造足夠的血清素，讓我的

第一大腦保持快樂。知道我可以控制自己的健康，而且解決方案很簡單，只要吃更多的蔬菜，少吃加工的垃圾食品就行了，我心中的希望油然而生。

重新開機，打掉重練

營養治療師給我的第一張處方既沒有藥丸，也不用割掉一部分喉嚨，而是要我開始進行五天的蔬果汁排毒，以清除我系統裡的毒素，重新為我的身體注入充滿活性的鹼性養分（見17-19頁）。我從過去到現在都很愛吃美食，所以一想到要用流質食物來取代固體食物，就覺得有點嚇人。但是，就如愛因斯坦在地鐵上告訴我的，我如果想要有不同的結果，就得做不同的事情。於是我開始進行蔬果汁排毒。

第一天實行得如何？出乎意料地容易。第二天呢？我開始頭痛，覺得精神不濟，不知道能不能撐完五天。但是既然都已經上路了，一點蔬果汁是嚇不倒我的。所以我堅持下去。到了第三天結束，我已經繞過了轉角。使我有動力繼續進行的，是我覺得頭腦很快恢復了清晰，我再次能夠讀完一整頁文字，不會恍神了，而且晚上睡得很好。我雖然想念咀嚼食物的感覺，但並不覺餓。我開始感覺到每喝下一口綠色蔬果汁，我的細胞就排出毒素，並吸收了重要的營養素。過完第五天的時候，我覺得我已經重新掌握了健康，而且還興奮地發現，我的肚子變得超平坦。

協助身體自行療癒

排毒療程告訴我怎麼排毒，但我想知道的是：接下來呢？我要怎樣維持排毒後重拾的活力？我可以怎麼樣為我的健康做一些持續的、永久的改變？現在我知道，每次精力衰落時，只要進行排毒就可以讓身體重新開機，這使我有了強大的信心，我可一定以藉由飲食重新設計未來的人生。我又去看了幾次營養治療師，並服用一個療程的益生菌，讓我失調的腸道細菌群重新恢復平衡，我以前不知道自己有病的地方開始痊癒了，我擺脫了抗生素、疾病和憂

鬱症，走出了一條新的人生道路。

我發現，一旦我覺得身體很好，我就會隨時散發正能量，並吸引其他正向的人。我要先醫治好自己，才能打開自己來接受愛與親密關係。我遇到了我的丈夫（現在是孩子的爹）。他是我生活中的磐石，對他來說我也是。我在這段蔬果汁旅程中獲得了許多知識，激勵我為了健康，永久改變了飲食方式。

2009年抵達英國時，我已經很依賴以蔬菜為主的果汁，但在英國遍尋不著這樣的產品。所以我放手一搏，自己創立了PLENISH蔬果汁。現在，我寫了這本書，這樣你就不必像我一樣，等遇到人生的低點，或受到愛因斯坦的當頭棒喝，才來改變你的生活！

找到住在你心裡的家庭醫師

講到醫學的進步，我們大多數人會想到高科技的雷射手術，或是製藥公司花費了數百萬元研發上市的新藥物。除非親身經歷過，否則我們很難相信，生活中一些簡單的決定──比如我們吃的東西、應付壓力的方式、鍛鍊身體的頻率、生命中擁有的愛和親密關係的多寡──會影響我們的整體健康。確實如此，而且影響很大。

閱讀本書的時候，你已經明確地來到健康進化的轉捩點。這本書提供一個安全的地方，讓你創造自己的健康命運。所以，請喚醒你內心的家庭醫師，成為自己健康的私家偵探吧。

你的精力是高於水準還是低於水準？

在現今繁忙的社會，很多人都忽略了身體有所欠缺時所釋放的訊號。覺得疲倦時，我們不但不慢下來，還會按下「略過／覆寫」鈕，用咖啡和精製糖等暫時性的燃料來維持運轉，結果就一步一步地遠離我們的健康基線。想一想，問問自己：你所做的是否只是為了活著就好，而不足以活得有朝氣？

你的預防工具包

大家常問我，PLENISH（意思是充滿）這個名稱的由來是什麼。PLENISH代表我們應該隨時讓身體保持在活力飽滿的狀態，而不是等到事後再補充（rePLENISH）。隨時做好預防工作，對必要的改變，這樣才可以避免事後的亡羊補牢。用預防性的方式餵養你的細胞和身體，提供它所需的植物營養素、維生素、礦物質，和具抗氧化能力的水果蔬菜，你的身體才能夠自我療癒，更好的是，還能預防未來的疾病。

我在這本書中努力要做的，就是提供工具，讓你活在健康的基準線以上。要是你常常覺得生活中的挑戰把你拖到了基準線之下，每天只是撐著過日子，而不是活得精力充沛的話，這本書就要教你怎麼讓身體重新開機，把細胞餵飽，重新回到高效能狀態。

有了這些新的工具和知識，你就是自己健康的司機。在不良的飲食習慣打倒你之前，先把那些習慣打倒。現在就繫上安全帶，把油門踩到底，好好充個電吧！

祝君健康！

Kara xx

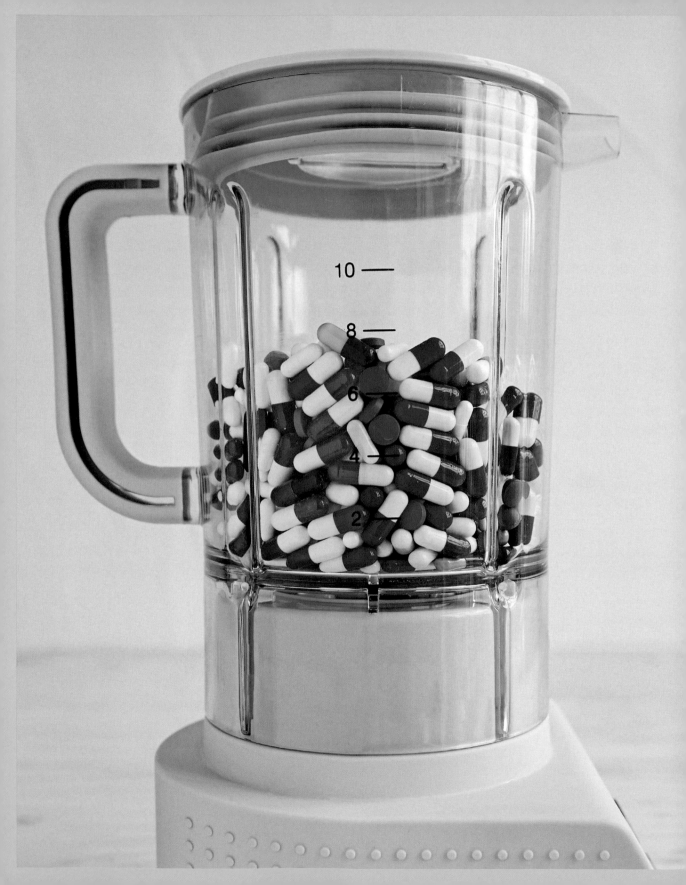

卡拉的專家團

你見過一個人的樂隊嗎？我沒有。我很清楚，市面上關於營養和健康的資訊多得令人難以招架。但是，這本書的目標是要給住在你心中的那位家庭醫師足夠的信心來解決問題，找到通往健康的路徑。在這裡，你可以完全靠飲食，也就是植物性的生機食物，從根本上治療你的健康問題，而不是靠藥物來解決。

雖然如此，無論你內心的家庭醫師多麼聰明，都不可能成為健康和營養每個方面的專家，所以你需要可以信任的人，在你邁向健康的道路上幫助你。以下這幾位就是我的健康顧問，她們都是營養界和保健界的頂尖專家，為這本書提供了寶貴的知識基礎。

我的健康顧問

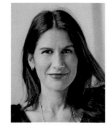

羅米娜・保利奇諾
Romina Pulichino

羅米娜・保利奇諾，註冊營養師，並擁有管理碩士學位。在美國結束學業後，她在麻州波士頓哈佛大學醫學院的布里罕婦女醫院擔任住院營養師。

羅米娜具備豐富的臨床經驗，照顧各種不同社會經濟背景的患者，處理過各種醫療和營養問題。她的健康理念是「你的身體就是你吃的東西和你的想法構成的」。

羅米娜是PLENISH團隊的創始成員，監督全系列產品的營養價值和組成。

專業領域

- 臨床營養
- 心血管健康
- 代謝症候群
- 腸胃健康
- 過重／肥胖
- 用心飲食

推特：@rominapulichino

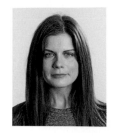

伊芙・卡利尼克
Eve Kalinik

畢業於英國倫敦的自然療法醫學院,取得營養治療文憑後,伊芙希望能夠幫助別人發現吃得健康的好處,以及營養如何促進身體的自然治癒力。「我喜歡食物,但重點不光是設計美味的食譜,也喜歡探索好的飲食內容與健康的關係。」她解釋道。

伊芙為每個客戶量身訂做終身的健康飲食計畫。她並不倡導限制熱量,但鼓勵客戶吃營養有益的食療,以增進活力,維持穩定的健康狀態。過去伊芙有將近15年的時間從事壓力很大的工作,很能理解改變生活方式的困難和限制。因此她在制訂食譜和營養計畫時,始終把「現實生活」的方便考慮在內。

伊芙熱衷於提高植物在飲食中的角色,強調親自動手取得營養。除此之外,她也開設互動工作坊、晚餐俱樂部,並為多本刊物撰寫以健康飲食為主題的文章。

自2013年以來,伊芙就一直為PLENISH的使用者做一對一的營養諮商,從營養治療的角度,幫助他們設計出更健康幸福的飲食生活。她還負責監督排毒前後的食譜(122-137頁)。

專業領域
- 腸道健康
- 皮膚健康
- 壓力管理
- 食譜研發
- 互動工作坊

網站:www.evekalinik.com

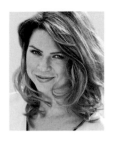

加布里耶拉・皮考克
Gabriela Peacock

加布里耶拉・皮考克擁有威斯敏斯特大學的健康科學(營養治療)榮譽學士學位,之後又在自然療法醫學院(CNM)進修,取得營養治療文憑。

加布里耶拉當過時尚模特兒,因此特別明白營養飲食的重要性,以及對保持青春體態的影響。她相信某些營養素和生活方式可以滋養我們的身體和生活,並能顯著促進健康──包括身體的年輕程度、皮膚的光澤和精力的提升。她以全食物的角度看待營養學,專注於提供飲食和生活方式的建議,並揭穿被媒體誤傳的常見迷思。

加布里耶拉透過營養學的應用,幫助客戶找出可能會阻礙最佳健康狀態的體內生物化學的不平衡。她在私人診所工作,幫客戶制訂客製化的飲食方針,提供營養充足的食材選項和適當的營養補充計畫,和醫療內容搭配,以促進健康。

加布里耶拉的做法從實證出發,以病人為中心。她把每個人視為獨立個體,各有獨特的需求和不同的健康目標。

專業領域
- 體重管理
- 排毒和肝臟淨化
- 提升免疫力
- 皮膚的健康與老化

網站:www.gpnutrition.co.uk
Instagram:GP_NUTRITION
推特:GPnutrition

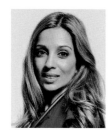

尼格瑪・塔里布醫師
Dr Nigma Talib

尼格瑪・塔里布是自然療法醫師，2002年畢業於加拿大自然療法醫學院。她在加拿大不列顛哥倫比亞省自然療法醫師學院擔任檢驗與品質監督委員會委員。她也是不列顛哥倫比亞省「西溫哥華健康中心」的創辦人和負責人。塔里布醫師目前有兩個自然療法診所，一個在倫敦，另一個在紐約。除了治療慢性病，她並以「非手術面部拉提治療」幫助患者實現從內到外的健康，吸引了許多好萊塢明星前來就診。

塔里布醫師定期在各種保健食品研討會上發表介紹，教導英國各地的自然醫學從業人員，並定期為許多生活風格雜誌撰寫關於如何有效使用替代醫學的文章。她曾獲頒普林斯頓全球獎，是世界頂尖的自然療法醫師之一。

專業領域
- 自然療法
- 針灸和傳統中醫
- 植物藥
- 順勢療法和功能性營養
- 量身打造的非手術面部拉提治療
- 抗老化和健康最佳化

網站：www.healthydoc.com

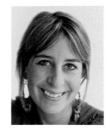

亨麗埃塔・諾頓
Henrietta Norton

營養治療師亨麗埃塔・諾頓自2005年起專攻女性健康，擅長不孕症和懷孕。她在Grace Belgravia整合醫療執業，並在東蘇塞克斯擁有自己的診所。亨麗埃塔著有《控制你的子宮內膜異位症》一書。她是英國應用營養學及營養治療協會（BANT）和營養治療委員會（NTC）的成員，以及皇家醫學會（RSM）和健康衛生作家協會的會員。她也是展望（Foresight）孕前治療師，功能醫學研究院（AFMCP）的研究生，並且目前正在英國薩里大學攻讀營養醫學碩士。

亨麗埃塔也是Food-State保健食品公司旗下的「野生營養品」品牌創辦人之一。

此外，亨麗埃塔還是三個孩子的母親，因此她在不孕症、懷孕和生產方面有深刻的理解和經驗。

專業領域
- 孕前
- 懷孕
- 女性荷爾蒙健康
- 排毒

網站：www.henriettanorton.com

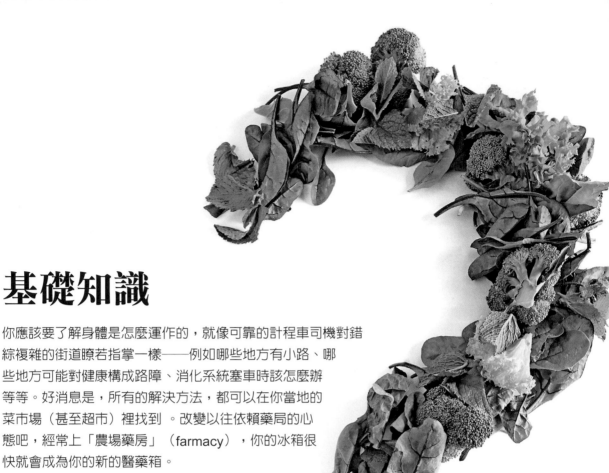

基礎知識

你應該要了解身體是怎麼運作的，就像可靠的計程車司機對錯綜複雜的街道瞭若指掌一樣——例如哪些地方有小路、哪些地方可能對健康構成路障、消化系統塞車時該怎麼辦等等。好消息是，所有的解決方法，都可以在你當地的菜市場（甚至超市）裡找到。改變以往依賴藥局的心態吧，經常上「農場藥房」（farmacy），你的冰箱很快就會成為你的新的醫藥箱。

這一節的目標是要告訴你和消化系統的實際運作有關的實用知識，了解這些之後，你就可以微調自己的系統；另外也告訴你為什麼鹼性或中性的血液pH值能讓身體得到最佳的防禦功效。而最好的工具是麼？就是神奇的、有益健康的生鮮蔬菜和水果，其中充滿了葉綠素，及稱為植物營養素的超級營養物質。

熟悉腸胃道的機制，會對你的免疫力、情緒和整體健康發揮非常重要的作用。我在前面曾談到我自己和憂鬱症以及鏈球菌感染搏鬥的過程（見第7頁）。因為搞懂了腸胃道的機制，我才了解到可以利用我內心的家庭醫師來解決問題。想一想，你是否曾經有過一種彷彿從身體內部產生的直覺？不管是好或壞的事件，都會影響我們的腸胃道。例如，聽到壞消息的那一刻，你的第一反應可能是感到胃部不適。或者愛上了某個人的時候，不知道你的身體反應是什麼，我覺得好像是「有蝴蝶在胃腸裡飛舞」。健康的腸胃道是你的精神和情感的導航。保持腸胃道健康，是保持健康快樂的必要條件。

你的腸胃道健康
消化系統導覽

2012年9月，我剛推出PLENISH的時候，邀請了我最信任的專家之一：羅米娜‧保利奇諾營養師（見第11頁），和我一起創立這家公司。我曾請她用她一貫「不說廢話」的方式，對消化系統做一個簡單的解釋。

飢餓：餵它，不要殺了它

如果你問別人為什麼要吃飯，很多人會回答「因為我餓了」。大多數人認為，吃飯的目的就是消除飢餓。這樣的觀念其實過度簡化了我們之所以會想要找東西吃的理由。撇開所有社會人類學方面的考慮，我們的身體被設計成必需要吃，才能獲得億兆個細胞正常運作所需的營養物質，讓我們可以繼續活著。

消化，就是把巨觀的食物（如一頓豐盛的午餐或冰沙），轉換成微觀的營養分子，來養活我們細胞。要能夠真正把食物中的所有營養吸收進我們的血液裡，消化系統必須具備三個主要功能：

- 液化食物
- 提取所有的養分和水分
- 剔除一切我們不需要的東西

1.腦部：一切的起點

你在椅子上坐定，跟餐廳服務生說「請把我的盤子收走吧，我吃飽了。」消化是在這個時候開始發動的嗎？不是的。消化過程實際上是腦部發動的。腦部的指揮中心指示消化腺，要準備消化了。只要用大腦想像下一頓飯，都不用開始吃，消化腺就開始在你的嘴和胃裡分泌大量稱為酵素的消化劑。酵素是你的好朋友，因為酵素連同牙齒和胃酸，幫助我們分解所有流經體內的食物。

2.嘴巴：咀嚼

嘴巴負責執行消化的關鍵步驟。嘴其實是整個消化過程中，你唯一可以自主控制的功能。僅僅靠著細嚼慢嚥，你就可以提高養分的吸收，改善任何一種消化不

良。食物在口腔中通過第一階段的分解之後，與唾液融合並被消化酵素覆蓋，變得較溼潤，這時消化正式啟動。然後向下經過食道進入胃。

3.胃：揉捏食物

告訴你一件事，胃是沒有牙齒的。如果你吞下的東西沒嚼爛，你的胃唯一能做的就是提供酵素和胃酸，並幫忙揉捏一下而已。很多人都有這樣的經驗，覺得飯後胸腔下面脹脹的，還有胃酸倒流。這類症狀有許多原因，但最常見的原因之一是大量沒嚼爛的食物——尤其是動物性的食物——進到了胃裡。最好的建議是不要吃得太急，好好使用人類演化而來的臼齒，把食物嚼碎再吞下去。

4.小腸和肝：拆解

拜訪過勤勞的胃之後，已經消化了一部分的食物繼續進入小腸。小腸是你最親密的戰友，幫助你完成消化的最後階段。胰腺和膽汁的消化液都流進這裡；這些消化液充滿了厲害的酵素，可以分解你想像得到的每一種物質：碳水化合物、蛋白質、脂肪、維生素和礦物質。手指狀的絨毛鋪滿了腸壁，可以吸收這些營養分子進入血液和淋巴系統。之後養分進入肝臟，進行最後一次過濾，再被注入血液，餵養你身體的每一個細胞。

5.結腸：把廢物踢出去

所有的食物碎片和未消化的物質，包括腸道代謝掉的死細胞，接著進入大腸。大腸吸收水分，並形成糞便。如果你吃的是健康的全食物，那麼排便對你來說肯定是每天很有成就感的事。但是，如果你吃很

15

多動物性食物和加工食品,那麼排便可能就是每週要痛苦一次的事。大腸是一個重要的解毒器官。保持大腸壁的清潔和肌肉強健,才能確保身體充分吸收營養。想想看,各種廢物和毒素累積在你的身體裡面不出去,會造成多少健康問題。這些廢物和毒素應該盡快排出體外。多吃為植物為主的全食物,確保持物質在大腸內順暢流通並排泄,再加上身體感覺疲乏混沌時,來一次淨化排毒,可大大幫助你保有健康年輕的消化系統。有了健康的消化系統,才會有健康的頭腦和身體。

健康的腸胃道,不再重蹈覆轍

要是有人告訴你,你所有身體不適的感覺都是「腦袋胡思亂想出來的」,你可以告訴他們,精神恍惚和嗜睡可能都是因為腸胃道堵塞。專注力不足嗎?先評估一下你的飲食和排泄習慣。腸胃系統又稱為第二個腦,因為腸胃壁含有超過1億個神經元(比脊髓還要多),腸胃系統和30種神經遞質合作,並製造體內超過90%的快樂荷爾蒙——血清素。當你的小腸和大腸不能好好吸收養分和定期排除廢棄物時,炎症和組織損傷就會發生,你的第二個腦就無法發揮完整的功能。

以富含抗氧化劑的蔬菜水果組成的高纖飲食,能從體內調整你的系統,幫助抑制有害的毒素,並修復自由基對細胞組織的損傷。

當你覺得對生命力低落時,問問自己:「我是不是便祕?我是不是吃了很多垃圾食物?」如果是的話,你就能體驗到戒除奶製品、動物性食物和加工食品,並用蔬果汁來淨化身體的好處。

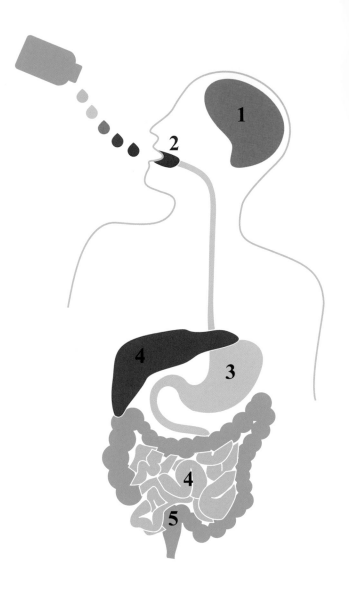

酸鹼的重要
關於鹼度

了解身體如何處理食物之後，我們就要來探討應該選擇哪些食物作為身體細胞的燃料，以及這些選擇會怎樣影響你的整體健康。

建立一個和平的國度

血液pH值是衡量身體系統鹼性或酸性的指標。食物的酸鹼度（連同其他因素如壓力），會決定身體的酸鹼度。如果你的pH值低，代表你的身體是酸性的（見18-19頁）。酸性的環境可能從細胞層面上對你的健康造成不利影響，使你容易疲勞，提高罹患骨質疏鬆症、念珠菌感染、肌肉流失和腎結石的機會，以及最顯著的一點，導致自由基增加。自由基能破壞細胞，並且是造成癌症的許多原因之一。

你可以把血液pH值設想成任何一種環境狀態，家庭或社會都可以。不好的事情通常發生在惡劣的環境下。你要創造的應該是一個快樂的社會，充滿知足和平的公民（細胞），而沒有壞蛋（自由基）四處搗蛋。

你的身體非常努力保持在鹼性狀態中——稱為體內平衡。身體要是太酸，就會開始從其他地方掠奪鹼性的礦物質，例如你的珍珠般的白牙齒、骨骼和其他身體組織。

許多難纏的疾病，最好的預防辦法就是讓你的血液／身體系統常處在鹼性狀態。

放輕鬆，你不是獵物！

我們承受壓力時，身體會釋放出導致酸性的荷爾蒙，如腎上腺素和皮質醇。記得你中小學自然課上學到的「要戰還是要逃症候群」嗎？這種症候群是動物被獵食時的一種反應。這時，獵物的皮質醇和腎上腺素濃度會急遽上升，準備全力逃脫，或是和捕食者奮戰。當然，我們大多數人並不是每天都活在擔心被捕食者殺害的恐懼中，但是，當老闆因為你績效不佳而挑你

毛病時，或是你長期持有的股票大跌時，或是你正在努力追趕進度時，相同的化學反應也會發生。這種化學反應會影響我們身體的pH值。

讓身體變鹼性的最好方式

好消息是，攝取鹼性的固體或流體食物，是幫細胞補充鹼性礦物質、維持最佳健康狀態最簡單有效的方法。身心關係的連結也有同樣強大的力量，所以在改變飲食習慣的同時，也要確保你的心智能同步配合這些改變。

頭腦放鬆

一天結束的時候，想辦法讓頭腦放鬆。不管是體育運動、與你愛的人見面聊天，或是進行五分鐘的冥想，都會對皮質醇濃度的降低產生巨大的影響。

瞄準你的身體

在飲食內容中增加大量的鹼性植物性食物，減少導致酸性的動物性食物和加工食品，就能改變身體的pH值。請注意，我說減少，而不是完全剔除，因為重點是平衡。以下和18-19頁圖，列出一些常見的鹼性和酸性食物。

酸性：

牛奶製品或含有牛奶成分的食物；處方藥；人工甜味劑；加工食品如糕點、麵包和含麩質的麵條；動物性蛋白質如肉類、魚類、奶製品和蛋白粉；大多數澱粉質的蔬菜和穀物。

鹼性：

大部分蔬菜，特別是非澱粉質的蔬菜如萵苣、菠菜、芥藍和嫩洋甘藍；新鮮水果；一些雜糧如藜、莧菜籽、小米和畫眉草。

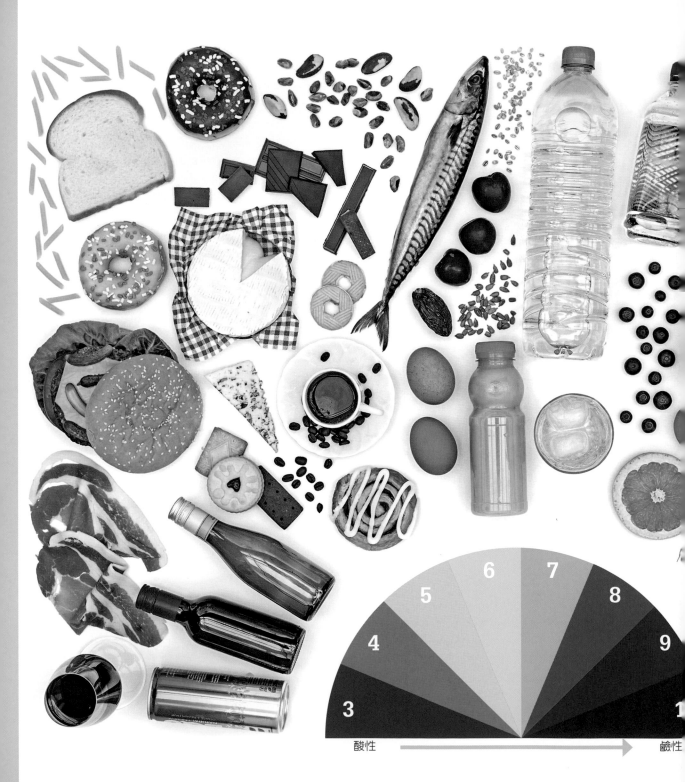

酸性   鹼性

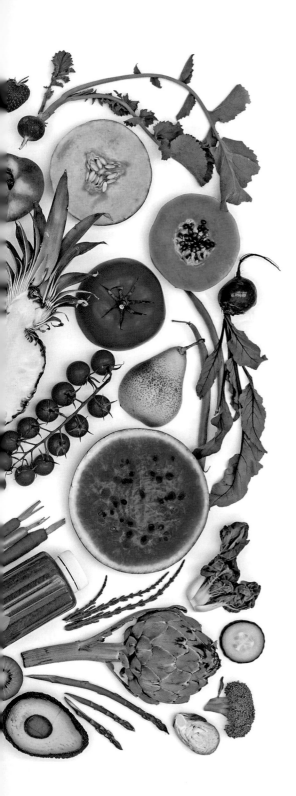

鹼性是什麼意思？

鹼度是pH酸鹼值的量度。

- **pH值7以上**：屬於鹼性範圍
- **pH值7**：中性的酸鹼值
- **pH值低於7**：數值愈低，身體愈酸，血中含氧量就愈少，代表不是好事

你可以在家裡自行用石蕊試紙檢驗pH值，但我建議請營養治療師或醫生來測試，因為在正常一天中，你的pH值會有很大波動，因此測量結果可能造成誤導。檢驗當天吃的東西不會對結果產生立即的影響。（例如在吃一大堆披薩後喝一杯綠色蔬果汁，你的pH值不會突然下降又上升）。可見要持續不間斷地吃以鹼性為主的食物，才能讓身體保持健康的鹼性。

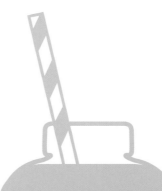

專家建議

綠色蔬菜中富含的葉綠素（見20-21頁），是對身體有很強的鹼化效果的植物性化合物。因此吃酸性食物（如魚或蛋）時，最好也同時吃大量綠色蔬菜或是綠色蔬菜汁。

19

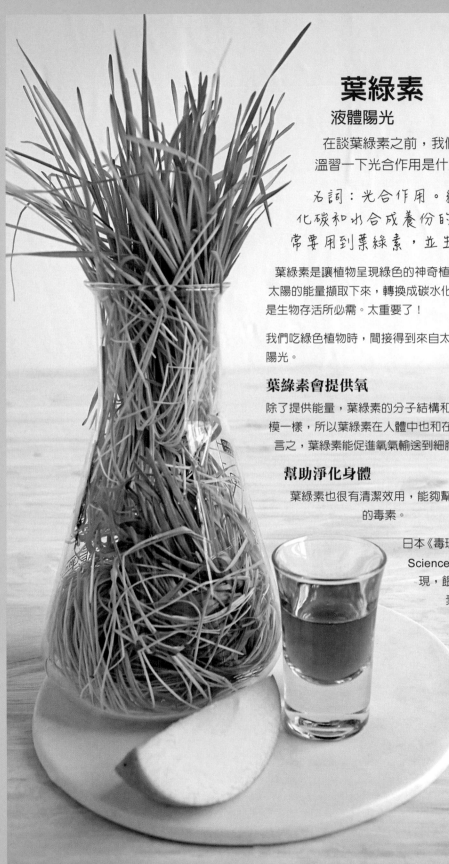

葉綠素
液體陽光

在談葉綠素之前，我們需要先談談光合作用。首先，來溫習一下光合作用是什麼。

名詞：光合作用。綠色植物利用太陽光把二氧化碳和水合成養份的過程。植物的光合作用通常要用到葉綠素，並生成氧為副產物。

葉綠素是讓植物呈現綠色的神奇植物性化合物。通過光合作用，葉綠素把太陽的能量擷取下來，轉換成碳水化合物——這既造就了地球上的生命，也是生物存活所必需。太重要了！

我們吃綠色植物時，間接得到來自太陽的能量，所以我們把葉綠素叫做液體陽光。

葉綠素會提供氧

除了提供能量，葉綠素的分子結構和人體血液中負責攜帶氧的血紅素幾乎一模一樣，所以葉綠素在人體中也和在植物中一樣，有相似的輸氧功能。總而言之，葉綠素能促進氧氣輸送到細胞，繼而帶給你更多能量。

幫助淨化身體

葉綠素也很有清潔效用，能夠幫助排除血液中我們吃下和從空氣中吸入的毒素。

日本《毒理學報》（The Journal of Toxicological Sciences，見143頁參考文獻）上的一項研究發現，餵食葉綠素的小鼠比對照組排出了更多毒素（具體來說是汞）。結論指出，葉綠素可與汞結合的性質在人體內也能發揮效用。

榨綠色蔬菜汁就是能攝取到最大量葉綠素的好方法。榨汁機會破壞葉綠素的細胞壁，釋出其中寶貴的養分，讓你的身體細胞立即吸收。

生食
生機飲食的力量

我有很多朋友（還有客戶）很害怕「生機飲食」這個詞，認為它牽涉到激進複雜的養生法，奉行者都是那些愛做瑜伽、喝綠色蔬果汁的嬉皮同路人。諷刺的是，生機飲食其實是最簡單的吃法：不用烹調，沒有複雜的醬料；幾乎不用洗餐具。它的意思很單純，就是吃最天然狀態（沒有煮過）的植物性食物，以及沒有經過攝氏40-45度以上加熱、沒有做過化學防腐，或者非精製過的全食物。這何嬉皮之有呢？

維護生命的力量

植物性的食物，例如新鮮水果和蔬菜，具有維護生命的力量。它含有維生素、礦物質、植物性化合物和酵素，能把氧和養分輸送到細胞，並幫助身體排掉吃進的毒素。但是，當這些食物經過烹煮（攝氏42度以上），就會失去維生的力量，不再具有尚未烹煮時的治癒功效。

生食計畫

這並不是說煮熟的食物不好，而是如果你想提升自我免疫力，讓自己看起來、感覺起來都處於最佳狀態，那就值得審視一下生食與熟食的比例。最終的目標是80%生食，20%熟食（見A盤）。如果你是剛剛開始，可以先以60%生食、40%熟食（見B盤）為基礎，再逐漸提高生食比例。

話雖如此，每個人的營養需求都不一樣，所以正確的比例並沒有硬性規定。 你可以在60%與80%生食之間實驗看看，找出哪個比例讓你覺得身體狀況最好，這就是你的完美比例。

榨汁能提高生食攝入量

一杯蔬果汁可能是由兩公斤以上的新鮮蔬菜水果製成，只要知道這一點，很容易就能了解為何新鮮蔬果汁可以快速提高飲食中的生食比例。榨汁是提高生食攝取量最簡便的方式之一。當每天的飲食內容包含高比例的生食時，你就儲備了維生素、礦物質、植物性化合物和維持生命的力量，能從深層補充身體所需。

A
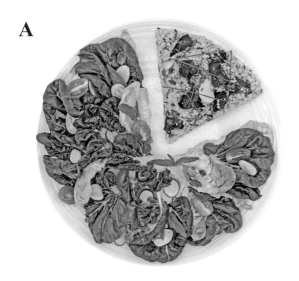

B
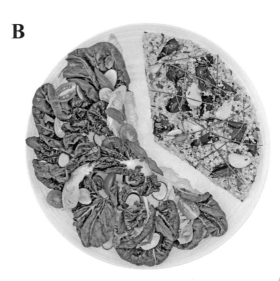

植物營養素
植物療癒力的來源

植物營養素（也稱為植物性化合物）是植物製造出來、富含營養的化學物質，用來抵抗會對植物體的健康帶來威脅的細菌和病毒。你吃植物時，你的身體也會攝取到具有保護力的植物營養素而蒙受好處。

各種顏色的蔬果都要吃

植物營養素使蔬菜和水果呈現鮮豔亮麗的顏色，如橙色的胡蘿蔔、紅色的辣椒或紫色的甘藍。

最近的研究顯示，食用顏色鮮豔的水果蔬菜、堅果、全穀類和豆類等含有大量植物性化合物的食物，可以幫助細胞對抗自由基的侵害，還能降低某些癌症、心臟疾病和高血壓的風險。

植物營養素成千上萬，但只有一些植物營養素擁有經過多方研究證實的健康益處。不像維生素和礦物質，植物營養素沒有每日建議量（RDA），所以吃各種顏色的蔬果，可確保你從飲食中得到最多的植物營養素。

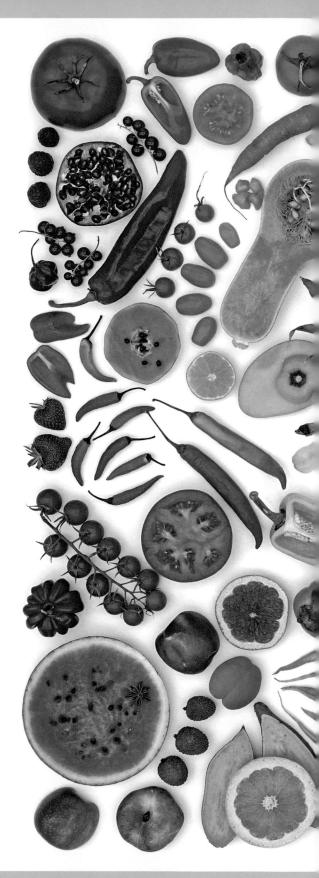

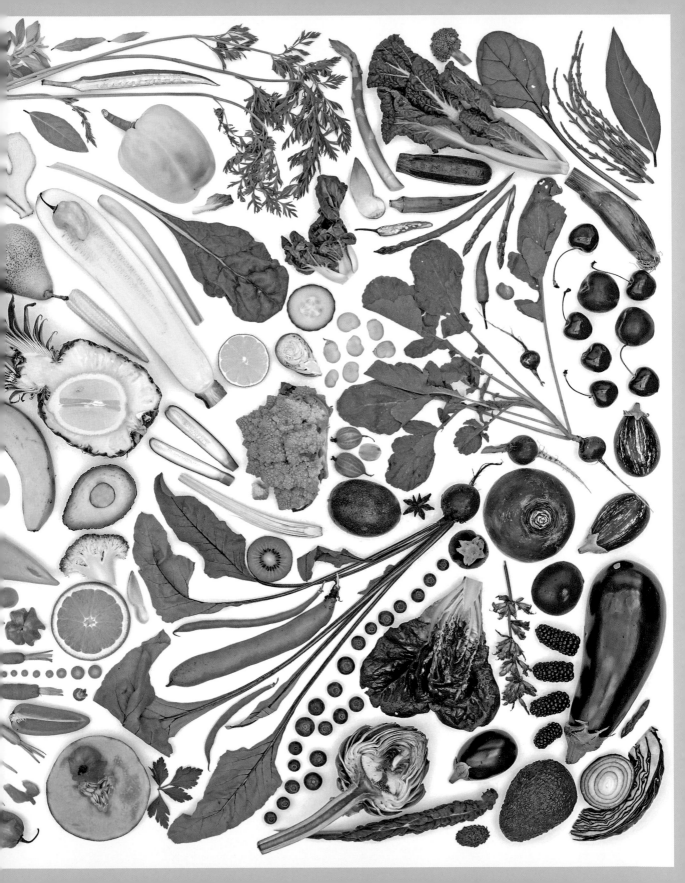

糖
你吃的糖已經夠多了

在媒體上，糖已經成了對抗糖尿病、肥胖和癌症的戰爭中的大反派。弄清楚哪些糖是健康的，哪些是應該避免的，並不是很容易的事。還好有營養治療師皮考克（見第12頁）幫我們整理了一些需要了解的基本知識，讓我們知道應該和不應該出現在飲食中的糖是哪些。

兩種碳水化合物

碳水化合物分為兩個基本類別：

複合式碳水化合物，也就是澱粉，是以化學鍵連在一起的許多單醣。化學鍵愈多，碳水化合物就愈複雜；碳水化合物愈複雜，分解速度就愈慢。應該要攝取的是複合式碳水化合物，因為它能把糖慢慢釋放到血液中，使能量能夠持續。

簡單碳水化合物是單醣分子或雙醣分子。食物中經常出現的單醣是葡萄糖和果糖，雙醣則是蔗糖和乳糖。

糖如何被人體利用

葡萄糖是每個細胞日常運作所需能量的主要來源，也是澱粉的主要構成單位。講到血糖時，指的是血液中所含的葡萄糖。我們吃進碳水化合物時，身體會將它分解成葡萄糖。當血糖濃度升高，胰臟細胞會釋放胰島素，指示細胞從血液中吸收葡萄糖。細胞吸收了血糖，葡萄糖濃度就開始下降。

果糖與精製糖

果糖是植物中自然產生的單醣。果糖很甜，甜度大約是蔗糖的1.5倍（見下文）。食品工業把天然的果糖精製成超甜（而且超嚇人）的高果糖玉米糖漿（HFCS）。全世界的甜味劑、軟性飲料，和含有高果糖玉米糖漿的食品消費量的增加，代表果糖的攝取量也在迅速增加。天然存在於蔬菜水果中的果糖，與高果糖玉米糖漿或其他甜味劑中的果糖是截然不同的。

蔗糖是許多家庭必備，也是加工食品中常見的白色精製結晶糖，由50%的葡萄糖和50%的果糖組成，會在小腸中被分解回葡萄糖和果糖，導致血糖濃度立即升高。蔗糖因為含有葡萄糖，升糖指數高達65。相較而言，天然生成的果糖對胰島素的產生沒有影響，不會引起血糖上升，也比加工食品的升糖指數低。天然果糖一般公認有助於控制血糖，已被應用在糖尿病的控制上。

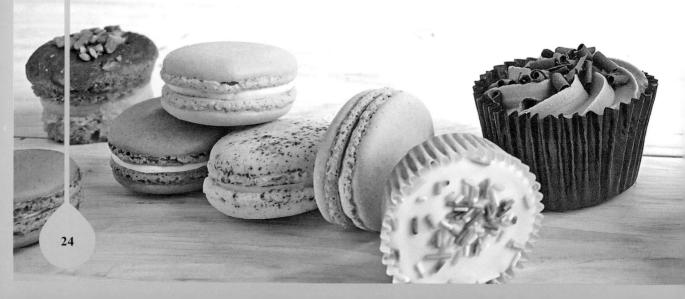

低升糖指數的水果蔬菜與天然果糖能讓你有飽足感和活力，並促進身體燃燒脂肪。我們一向的建議是，在水果汁中加入超低升糖指數的蔬菜汁，使整體的糖含量降到最低，同時又能得到水果與蔬菜的全部好處（酵素、植物營養素、維生素和礦物質）。

升糖指數（GI）是什麼？

升糖指數，是衡量飯後碳水化合物（醣類）提高血糖濃度的速度，數值從0（低）到100（高）。高升糖指數的食物都非常容易分解，因此能迅速提高血糖濃度。高升糖指數食物是促成糖尿病、肥胖等慢性疾病的主要因素。身體的胰島素反應機制能暫時保持血糖平衡，但如果你不斷地攝取過多的高升糖指數食物，長期下來，就會對胰島素的反應機制造成負擔。要使健康和體能最佳化，最好的辦法就是堅持以低升糖指數的水果和蔬菜為主要飲食。高升糖指數的食物往往是精製的單醣或雙醣，而低升糖指數的食物往往是未精製的複合式碳水化合物。

食物的升糖指數會受烹飪、儲存和加工的影響。比起煮熟的蔬菜水果，生的蔬菜水果一般升糖指數更低。

愈低愈好

升糖指數最低的水果和蔬菜包括：
蘋果和梨｜葡萄柚、檸檬和萊姆｜有核的水果如櫻桃、桃子和李子｜覆盆子和藍莓｜大黃｜胡蘿蔔｜綠色葉菜

升糖指數中等的水果包括：
鳳梨｜芒果｜木瓜｜奇異果｜香蕉｜西瓜

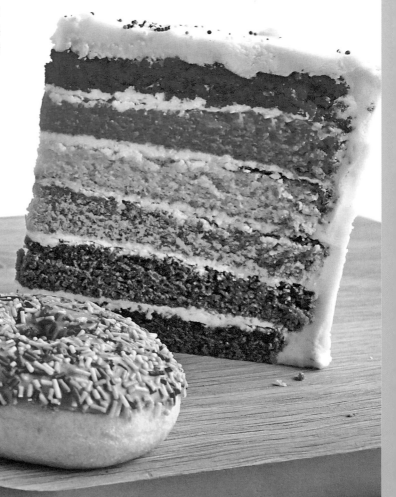

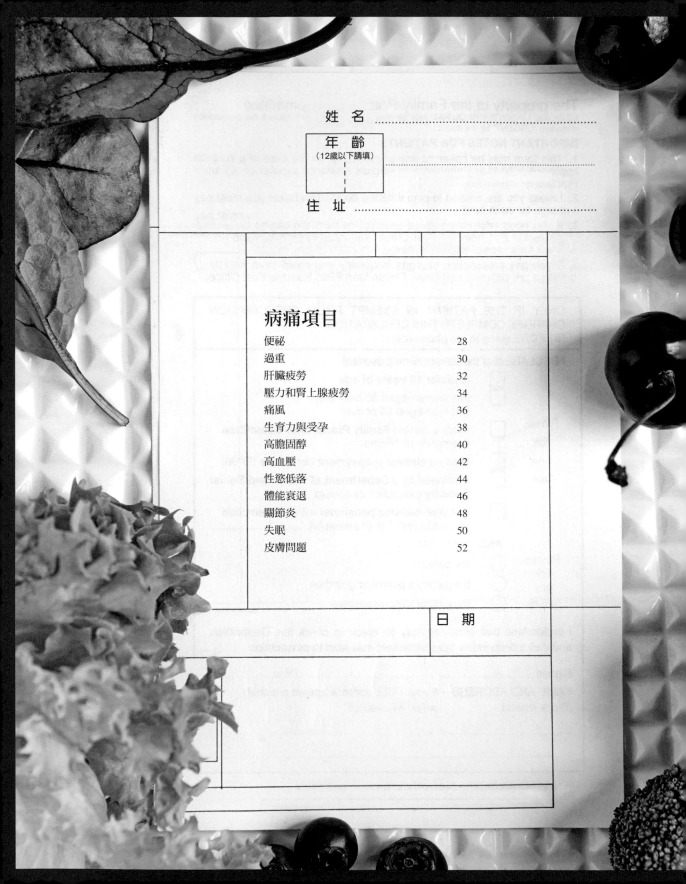

姓　名 ....

年　齡
（12歲以下請填）
....

住　址 ....

病痛項目

日　期

你什麼地方出了問題？

你活得精力旺盛，還是苟延殘喘？

我曾經因為胃腸功能紊亂導致憂鬱症和鏈球菌性喉炎，長期缺乏活力。那你有什麼地方出問題嗎？痛風？性慾低下？長期便祕？還是無法克制吃糖的慾望？PLENISH的客戶來自各行各業，但都有一個共同的想法，就是要用有淨化排毒效果的蔬果汁來幫身體「重新開機」，找回健康的活力。以下這些病痛是我們最常遇到的問題，希望我們也能幫你解決這些問題。我從我的專家團（請見第10-13頁）裡請出了大炮級的專家，從根本上解決這些常見的病痛。

看病很花錢。為什麼不花多點錢在健康預防上，少花點錢治病呢？如果你每天花錢買咖啡，不如買幾乎不用花什麼錢的綠茶，省下來的錢還能拿來買有機食品。或者一週少喝一次酒，連續兩個月下來，就能買一臺蔬果機了（見第56頁）！

圖例說明

本章中的每一種病痛都有各自的圖示和蔬果汁菜單。在精力湯食譜章節中（第60-107頁），可根據圖示，找到適合相關病痛的精力湯食譜。

 便祕

 過重

 肝臟疲勞

 壓力和腎上腺疲勞

 痛風

 生育力和受孕

 高膽固醇

 高血壓

 性慾低下

 體能衰退

 關節炎

 失眠

 皮膚問題

別忘了，本書所有精力湯食譜都經過測試，絕對美味，不管有沒有病痛都值得一試。

🥄 便祕

大便。大便。大便。該說的詞還是要說。既然都說了，我們後面還會一直說，直到你無動於衷為止！為了讓代謝功能持續運作，所有的人都必需攝取必要營養素，並藉由排便、排尿或流汗排出我們不需要的毒素和廢物。當這項基本功能減退時，生理系統就會被嚴重破壞。我請加布里耶拉（見第12頁）告訴我們如何保持消化系統順暢，還有消化系統罷工時該怎麼辦。

便祕是什麼？

便祕很普遍，各年齡層的人都會發生。在消化過程中（見15-16頁）食物被分解，大部分的營養經由肝門靜脈吸收到血液中。肝門靜脈直接把血液輸送到肝臟。纖維不能消化，所以留在腸道裡，使廢物有足夠的份量，更容易被大腸肌肉的收縮——稱為蠕動——往下推動。一旦多餘的水份被吸收，固體的廢物在排泄前會暫時儲存在直腸。但是便祕的時候，廢物停留在腸內的時間過長，導致某些毒素重新被吸收回血液中，造成了肝臟的負擔。便祕也可能使女性荷爾蒙失調的情況加重，導致雌激素比例過高。女性每天都會在肝臟中分解大量的雌激素，並藉由腸蠕動排出體外。便祕使得雌激素再次透過循環回到肝臟，造成婦女重新吸收過的多雌激素。

你會便祕嗎？

便祕症狀包括排便次數比正常少、必須用力排便，以及無法完全排空腸道。便祕時，大便往往乾硬或呈塊狀，並可能伴隨著放屁、腹脹和腹痛。便祕造成的內分泌失調症狀可能包括經前症候群（PMS）和月經絞痛。便祕可能是暫時的，不會造成持續的問題，但慢性便祕就可能會很痛苦，並且會導致如痔瘡、大小便失禁等併發症。便祕通常藉由症狀即可確診，但醫生有時可能會採取其他檢驗以排除更嚴重的問題。

便祕是怎麼造成的？

造成便祕的最常見原因包括飲食中攝取的纖維、流質過少，作息改變和缺乏運動。也可能是壓力和某些藥物的副作用，以及腸道激躁症（IBS）等相關的健康狀況。其他會加重便祕的原因包括：久坐、因長途旅行和懷孕而改變的飲食習慣。

來解決問題吧！

增加纖維和流質的攝取量可以增加排泄物的體積，增加排便頻率，減少食物從入口到排出之間停留在體內的時間，從而緩解便祕。

警告

如果你排便習慣有任何改變，特別是大便有血或粘液時，請告知醫生。如果你最近喝過甜菜汁，大便和尿液可能會變成紅色，這種情況無須驚慌！

增加纖維攝取量

吃整顆的水果和蔬菜，可增加飲食中的可溶性和不可溶性纖維，進而幫助推動結腸裡累積的廢物。專家建議成年人每天應攝取18-30公克的纖維，以保持排泄正常。榨汁時，消化緩慢的不可溶性植物纖維會從養分濃度高、富含水分的液體中分離出來，因此榨好的蔬果汁充滿了活性酵素、容易代謝的天然糖分、氧，和豐富的維生素、礦物質以及容易吸收的植物營養素，不但能促進健康的消化系統和肝臟功能，也能確保身體辛辛苦苦製造的廢棄物不會停留在腸道中太久，導致毒素被再次吸收到血液中。吃燕麥、麩皮和全穀物也有助於增加纖維的攝入量。

多喝水，多運動

每天至少要喝6-8杯水。含有茴香、薄荷或蕁麻的花草茶也是不錯的選擇。一定要運動，每天至少20分鐘。

空腹時喝鮮榨蔬果汁，有助於增加營養物質被流經小腸的血液吸收。營養物質進入小腸的血流後，會循環到全身，使重要器官可以馬上取用已經消化好的養分。鮮榨蔬果汁還能鹼化血液（見17-19頁），並幫助滋潤大腸和小腸，以利清除廢物。

農場藥房

以下是加布里耶拉推薦，能保持腸道順暢的水果和蔬菜：

木瓜汁富含能消化蛋白質的蛋白攜，稱為木瓜酵素，有助於分解胃和腸道中的膳食蛋白質。木瓜有助於調節消化系統，促進蠕動（見左頁「便祕是什麼？」），並促進定時排便。胃腸道過激，特別是常放屁或容易便祕的人，都曾經向我們表示吃木瓜有助於改善症狀。

蘋果含有山梨醇（也稱為葡萄糖醇），這是一種天然的緩瀉劑，能被緩慢地吸收到血液中。山梨醇在通過消化道時會抓住一些水份，帶到大腸去，因此可增加大便的含水量，使之鬆軟，有利於定時排便。李子、桃子和梨也含有山梨醇。

胡蘿蔔汁對肝臟有幫助，因肝臟分泌膽汁，缺乏膽汁會導致便祕，而胡蘿蔔汁會與膽汁酸結合，促進腸道蠕動、排出廢物。胡蘿蔔汁雖然是甜的，但所含的糖和熱量比其他果汁低得多。但不要喝太多，除非你想要隨時擁有一身黃銅色的皮膚——要是過量食用，胡蘿蔔中所含的植物營養素β-胡蘿蔔素會使皮膚變成橙色。

蔬果汁菜單

93頁：排便順暢

超級增效食物

亞麻籽和洋車前子（psyllium）種皮中含有豐富的可溶性纖維，有助於腸道保持蠕動。把磨成粉的洋車前子種皮拌入蔬果汁中飲用，可清洗腸道，緩解便祕。**加州梅**（prune）能軟化大便，使大便更容易通過腸道。將加州梅乾在冷水中浸泡過夜，然後飲用泡出來的天然甜汁。

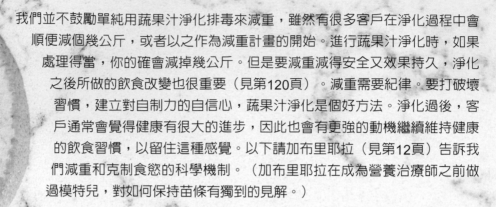

過重

我們並不鼓勵單純用蔬果汁淨化排毒來減重，雖然有很多客戶在淨化過程中會順便減個幾公斤，或者以之作為減重計畫的開始。進行蔬果汁淨化時，如果處理得當，你的確會減掉幾公斤。但是要減重減得安全又效果持久，淨化之後所做的飲食改變也很重要（見第120頁）。減重需要紀律。要打破壞習慣，建立對自制力的自信心，蔬果汁淨化是個好方法。淨化過後，客戶通常會覺得健康有很大的進步，因此也會有更強的動機繼續維持健康的飲食習慣，以留住這種感覺。以下請加布里耶拉（見第12頁）告訴我們減重和克制食慾的科學機制。（加布里耶拉在成為營養治療師之前做過模特兒，對如何保持苗條有獨到的見解。）

為什麼會過重？

過重幾乎都是飲食過量加上運動不足造成的。換句話說，就是能量供需失衡：吃下的熱量比消耗的多，用不完的能量就被儲存為脂肪了。

含有大量糖分和加工食品的飲食，比起以豐富的蔬菜水果、健康的蛋白質、優質脂肪和全穀碳水化合物為主的飲食，更容易引起肥胖。

關於碳水化合物、蛋白質和脂肪，媒體上的訊息往往似是而非，我們就來整理一下這些巨量營養素（macronutrients）如何在體內被利用，或許可以幫助你建立一個適合你的飲食計畫。

碳水化合物用於製造能量。如果攝取過多碳水化合物，多餘的會在肌肉和肝臟中儲存為肝醣（葡萄糖的儲存形式）。

蛋白質被分解成　和胺基酸，用來取代正常肌肉細胞更新中喪失的蛋白質，並製造新陳代謝所需的酵素和其他關鍵化學物質。

脂肪主要用於製造能量。攝取的脂肪只有少部分會用於細胞膜和神經系統的更新。脂肪氧化產生能量的速率變化不大，如果攝取的脂肪超過需要量，多餘的脂肪就會被儲存起來。

來解決問題吧！

平衡血糖指數

長期的血糖失衡通常與體重失控有關。要是吃下的單醣或雙醣超過需要量，多餘的就會被儲存成脂肪。過多的糖也可引起神經系統失衡、營養缺乏和荷爾蒙濃度波動。

進食後，糖會釋放到血液中。這時胰臟會分泌胰島素，以保持血糖指數在安全範圍內。吃簡單的精製糖（如白麵包和糖果等加工食品）會引起胰島素暫時性飆高，之後血糖值快速下降，讓我們覺得更不舒服。血糖和胰島素的平衡是健康最佳化的重要環節，要做到這一點，最好的方法之一是選擇複合式、未精製的全食物，包括大量的水果、蔬菜、蛋白質和好的脂肪。請到第114頁的「食物櫃大改造」一節尋找靈感。

克服嘴饞

血糖失衡和嘴饞有很大的關係。一天中，血糖值會有所波動，要是波動到理想值以外，就會造成嘴饞、易怒和

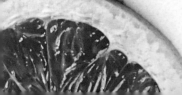

情緒起伏。情緒因素可能會讓你想從食物中尋求安慰。了解自己什麼時候、為什麼吃東西，可以幫助你找出引起嘴饞的原因，據以進行調整，你就能創造出更健康、更均衡的飲食內容。此外，如果太長時間沒有進食，血糖下降時，也會導致食慾大增和暴飲暴食。用新鮮果汁當零食可幫助你提高新陳代謝率，尤其是我們推薦的食譜效果特別好（見下文的蔬果汁菜單）。

喝水

隨時補充水分是很重要的。有時候你只是口渴，但是身體可能會誤以為是飢餓。每天至少喝6-8杯水。

運動

運動可以降低皮質醇等壓力荷爾蒙，增加可以使情緒愉悅的荷爾蒙，如腦內啡。腦內啡是體內幫助我們感覺良好的化學物質。運動時，腦內啡會連同其他快樂荷爾蒙如血清素、多巴胺和腎上腺素一起釋放到血液中。每天至少要運動30分鐘。

從低熱量食物獲取飽足感

在蔬果汁或冰沙中加入綠茶吧。綠茶含有豐富的兒茶素，這種植物營養素會增加能產生飽足感的荷爾蒙分泌。另外，高纖、低熱量的洋車前子種皮有助於消化，也能增加飽足感，讓你下一餐吃得少一點。洋車前子種皮在液體中會膨脹，所以食用前最好在蔬果汁或水中浸泡一夜。

農場藥房

以下是加布里耶拉推薦，有助於控制食慾的水果和蔬菜：

青花菜所含的鉻是葡萄糖耐受因子的關鍵成分。葡萄糖耐受因子與胰島素作用時，可促進細胞攝入葡萄糖。進食後，葡萄糖耐受因子能驅使血糖更快進入細胞。鉻也已經證明能幫助控制食慾，降低胃口。青花菜的熱量和糖分都低，很適合添加到蔬果汁中。

葡萄柚已知能促進新陳代謝，熱量低，維生素C含量高，有助於鉻的吸收。葡萄柚含有豐富的類黃酮，以及一種稱為單　的特殊植物化合物，是有效的食慾抑制劑。葡萄柚還能促進消化，刺激肝臟和膽囊功能以增進脂肪的分解。

酪梨不能榨汁，但是可以做成口感綿密的冰沙或奶昔。雖然酪梨熱量相當高，但是其中有三分之二是來自油酸這種單不飽和脂肪酸。研究已經表明，像油酸這樣的單不飽和脂肪更能使身體緩慢燃燒能量，保持血糖穩定。

蔬果汁菜單

89頁：嘴饞殺手

超級增效食物

辣椒含有豐富的辣椒素，是已知能促進體內生熱的一種植物營養素。生熱的過程會影響能量的製造和新陳代謝，進而影響體重。

肉桂能降低血糖值，增強胰島素的作用，所以非常適合糖尿病患或任何嗜糖成性的人。撒在食物上或添加在冰沙中，可以幫助維持血糖平衡。

螺旋藻可以大量補充有益健康的植物營養素。它含有豐富的蛋白質，對組織的生長和修復至關重要，還能有效維持血糖穩定。在果汁或冰沙中加上滿滿一茶匙螺旋藻，可開啟你一整天的活力。

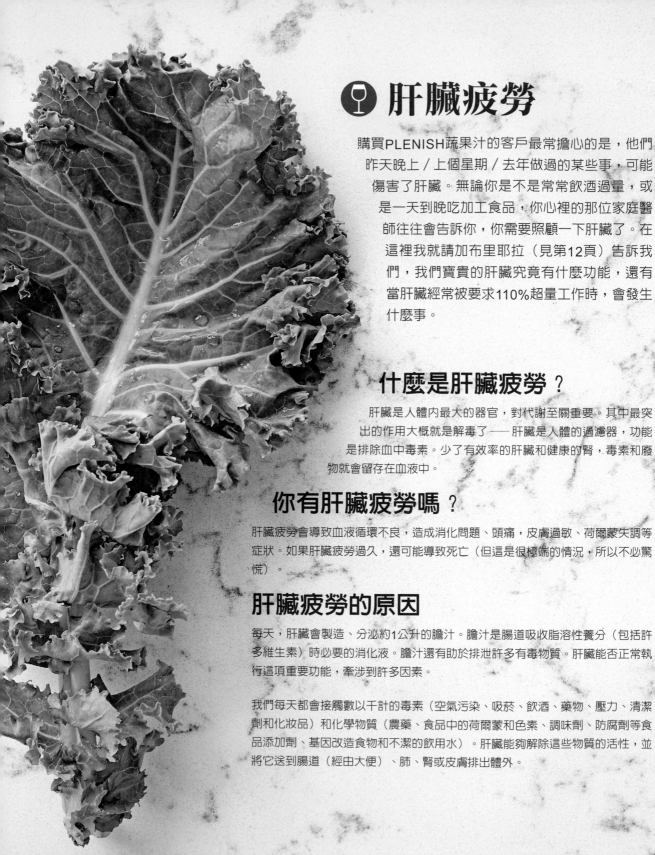

🍷 肝臟疲勞

購買PLENISH蔬果汁的客戶最常擔心的是，他們昨天晚上／上個星期／去年做過的某些事，可能傷害了肝臟。無論你是不是常常飲酒過量，或是一天到晚吃加工食品，你心裡的那位家庭醫師往往會告訴你，你需要照顧一下肝臟了。在這裡我就請加布里耶拉（見第12頁）告訴我們，我們寶貴的肝臟究竟有什麼功能，還有當肝臟經常被要求110%超量工作時，會發生什麼事。

什麼是肝臟疲勞？

肝臟是人體內最大的器官，對代謝至關重要。其中最突出的作用大概就是解毒了──肝臟是人體的過濾器，功能是排除血中毒素。少了有效率的肝臟和健康的腎，毒素和廢物就會留存在血液中。

你有肝臟疲勞嗎？

肝臟疲勞會導致血液循環不良，造成消化問題、頭痛，皮膚過敏、荷爾蒙失調等症狀。如果肝臟疲勞過久，還可能導致死亡（但這是很極端的情況，所以不必驚慌）。

肝臟疲勞的原因

每天，肝臟會製造、分泌約1公升的膽汁。膽汁是腸道吸收脂溶性養分（包括許多維生素）時必要的消化液。膽汁還有助於排泄許多有毒物質。肝臟能否正常執行這項重要功能，牽涉到許多因素。

我們每天都會接觸數以千計的毒素（空氣污染、吸菸、飲酒、藥物、壓力、清潔劑和化妝品）和化學物質（農藥、食品中的荷爾蒙和色素、調味劑、防腐劑等食品添加劑、基因改造食物和不潔的飲用水）。肝臟能夠解除這些物質的活性，並將它送到腸道（經由大便）、肺、腎或皮膚排出體外。

壓力太大、吃得太好、攝取劣質食品、環境壓力、過度勞累或情緒緊張，都可能造成肝臟超過負荷，導致清除毒素和荷爾蒙以及製造膽汁的能力下降。超過負荷的肝臟會讓有毒廢物進入血液和身體。

來解決問題吧！

解毒

肝臟解毒是一個複雜的兩階段過程，並涉及一系列的化學反應。這兩個階段需要特定的必需營養素，如維生素B、葉酸、硫，和抗氧化劑如β-胡蘿蔔素、維生素E、維生素C和硒。通過這種解毒過程，毒素被轉化成水溶性分子，即可通過結腸，腎臟或皮膚排出體外。肝臟的工作量很大，所以提供肝臟需要的所有營養素是很重要的。腸道功能良好也是排除毒素重要的一環（見28-29頁）。

多吃綠色蔬菜

可以幫助兩階段排毒的食物包括十字花科蔬菜，如芥藍、大白菜、花椰菜和抱子甘藍。深綠色蔬菜都含有大量葉綠素（見20-21頁），能中和有害的化學物質。味道苦澀的蔬菜如蕁麻、西洋菜、芝麻菜、蒲公英和芥菜是天然的淨化蔬菜，都能幫助身體組織的淨化和解毒。

抗氧化劑的保護

富含抗氧化劑的水果（漿果、柑橘類水果和蘋果）有助於防止排毒過程中大量產生的自由基損傷肝臟細胞。

農場藥房

加布里耶拉建議攝取以下能促進肝功能的水果和蔬菜：

顏色鮮豔的蔬果都含有大量能保護肝細胞和肝臟解毒所需的抗氧化劑。

甜菜能刺激肝臟解毒，長期以來一直被用於治療肝病。甜菜所含的甜菜青素（一種植物營養素色素），賦予其濃郁的紫色。甜菜青素能協助第二階段排毒，支援膽管和膽囊以及肝細胞的再生。甜菜還有助於淨化血液，能吸收重金屬，減少肝臟的解毒負擔。

檸檬汁含有檸檬酸，是一種消化系統興奮劑和腸道清潔劑（檸檬是天然殺菌劑，能殺死有害細菌）。檸檬汁也是很強大的解毒劑，能促進身體的鹼性（見第17頁），並藉由加強肝臟酵素促進肝功能。

芥藍是十字花科的綠色葉菜，含有叫蘿蔔硫素和吲哚3甲醇（I3C）的硫化合物，能支持肝臟的解毒作用。它也飽含葉綠素和胡蘿蔔素，能幫助排毒。另外芥藍中的芥子油苷，有助於肝臟產生一種能除去致癌物質的天然酵素，可降低癌症的相關風險。

蔬果汁菜單

97頁：護肝蔬果汁

超級增效食物

薑黃可以抵抗感染、消炎和幫助消化，含有高濃度的植物營養素「薑黃素」，這是能保護肝臟的強效抗氧化劑，能刺激膽汁分泌，並促進膽汁從膽囊中排出，因而可提高人體消化脂肪的能力。在蔬果汁中或料理時，可加入一茶匙的薑黃。

🌀 壓力和腎上腺疲勞

你是否認為壓力只是一種心理狀態？事實可能不是如此。就如同我們每年繳稅一樣，壓力對健康造成的生理作用是真實存在的。「腎上腺疲勞」是個值得注意的新名詞，包括疲勞、黑眼圈、睡眠問題等一系列症狀。這些症狀來自超過你能力範圍的工作排程和生活問題。我在開始接觸蔬果汁之前（見6-9頁），很多症狀都是腎上腺疲勞所引起，而那時候我連腎上腺疲勞是什麼意思都不知道。每個人心裡都有一位家庭醫師，把它教育好，如此當你開始感到腎上腺疲勞時，你就能對症下藥。在這一節，加布里耶拉（見第12頁）告訴我們身心關係過度需要撫慰時對身體的影響，以及如何糾正和預防這種情況。

腎上腺疲勞是什麼？

壓力能觸發一連串的生理反應：首先是壓力荷爾蒙腎上腺素（腎臟上方小腺體分泌的荷爾蒙）和皮質醇的分泌，然後是血糖增加、肌肉收縮、呼吸變淺、血壓上升和心跳加速。這些反應，都是在幫助我們迎接威脅生存的生理挑戰——稱為「打或逃反應」（fight or flight，見第17頁）。麻煩的是，大多數的現代壓力不能和遠古狩獵時代一樣，用動作來解決問題。我們只能坐在那裡煎熬，不停地處在高度警戒下，被壓力反應搞得筋疲力盡。長久下來，腎上腺就會過度勞累，無法製造適量的荷爾蒙。這就是所謂的腎上腺疲勞。

腎上腺疲勞的長期影響

打或逃反應在長時間啟動的狀態下，會引起其他諸多身體症狀。腎上腺素和皮質醇升高時，會觸發過多的睪固酮釋出，造成胰島素抗性（糖尿病的前兆）、體重增加（尤其是腰圍突出），並對生殖能力有直接的抑制效果。長期壓力也會影響消化過程，抑制養分的吸收，損害免疫系統，增加患病機率。持續的壓力狀態能抑制血清素，這又會回過頭來提升焦慮感和食慾，從而引發情緒疾病，例如憂鬱症。有研究顯示，長期慢性的壓力，是誘發心臟疾病和糖尿病的主要危險因素之一。高半胱氨酸（homocysteine，胺基酸的一種）濃度的增加，常與血液中皮質醇的增加同時發生，這已經確定是心血管疾病的風險因素（見40-41頁）。

來解決問題吧！

好消息，飲食和生活方式的改變可以幫助你加速康復。

去睡覺吧

處理腎上腺疲勞的第一步，是找回高品質的睡眠。睡眠時身體能夠修復並再生，壓力荷爾蒙也會自然下降。理想的目標是八小時不間斷的睡眠。午夜前的睡眠通常品質更好。

規律進食

千萬不要跳過一餐不吃。由於血中皮質醇濃度與血糖濃度密切相關，因此一定要避免會使血糖飆高的精製碳水化合物和含糖零食。更好的選擇是無麩質穀物中的複合碳水化合物（如蕎麥或藜）和蔬菜，並在每一餐配合蛋白質的攝取，即可使葡萄糖穩定地釋放到血液中。咖啡因和酒精等興奮劑的攝取也應完全避免或大量減少，並用大量營養濃度高的綠色蔬果汁來代替（見62-77頁）。

解決根本問題

最重要的步驟大概是認清壓力和腎上腺疲勞的成因，盡可能拿掉會觸發這些問題的因素。如果是和工作有關的，首先應該找出你可以做什麼來改善這種情況。

學會放鬆

放鬆的技巧，如練習瑜伽、冥想和太極拳，可以有很多緩解壓力的好處。

農場藥房

加布里耶拉建議攝取以下的水果和蔬菜，以防止腎上腺疲勞：

甜菜葉非常有營養，低脂又有高抗氧化力，很值得加入蔬果汁中。甜菜的根和葉子都含有植物化合物甜菜鹼，能降低血中高半胱氨酸（見40-41頁）。慢性壓力會消耗體內的鎂，而鎂是放鬆和降低高半胱氨酸的重要元素。事實上所有綠色葉菜都含有高量的鎂，都很適合用來做成抗壓蔬果汁。

奇異果含有豐富的抗氧化劑：維生素C和E、類黃酮、花青素和類胡蘿蔔素，並含有相對較高的血清素，這是負責調節情緒和睡眠模式等許多生理功能的重要神經遞質（腦部化學物質）。血清素對大多數人有鎮靜作用。

柳橙富含維生素C，還有大量的鎂和鉀。維生素C已證實可自然降低皮質醇濃度。

芹菜中含有名叫苯鑞的植物營養素。苯鑞有鎮靜作用。所以如果你感到壓力大無法入睡，可在蔬果汁中加一根芹菜。苯鑞也已經證明可以減少壓力荷爾蒙，放鬆動脈壁的肌肉以增加血液的流動量。古代的中醫早已使用芹菜來控制高血壓。芹菜也是維生素K和C、鉀、葉酸、膳食纖維、鉬、錳和維生素B6等非常好的來源。

蔬果汁菜單

85頁：壓力剋星

超級增效食物

瑪卡（maca）來自南美洲，是一種富含鈣、磷、鎂、鉀、部分維生素B群和鐵的根菜。瑪卡具有適應原（adaptogen）的功用，適應原能提升人體自然適應壓力的能力，使身體達到平衡狀態，並增強體力和耐力，以幫助因應壓力。

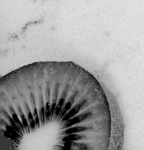

痛風

自從創立PLENISH以來，我們接觸過的淨化客戶中，有數以百計（通常是男性）的年輕痛風患者。他們的故事都很相似 —— 工作很賣力，玩得也賣力，飲食習慣中往往也都含有大量的肉類等酸性食物和酒精。這些客戶在使用蔬果汁淨化排毒時都有很好的反應，之後他們會請我們的營養治療師伊芙・卡利尼克（見第12頁）協助進一步將飲食內容往鹼性方向調整。見到這些痛風患者在卡利尼克的精心調養下得到驚人的進步，因此我請她分享治療這些客戶的方法，以及如何擺脫過量的尿酸，重拾沒有痛風的生活。

痛風是什麼？

痛風起因於尿酸在血液中累積，是非常普遍的疾病。尿酸是身體產生的廢物，應該每天透過腎臟有效率地排出。如果身體過量產生尿酸，或是排出尿酸的量不夠，尿酸單鈉鹽結晶就會在身體的軟組織（如關節、肌腱、腎臟及其他體內組織）沉積，引起急性疼痛、發炎和損傷。

你有痛風嗎？

痛風症狀通常包括四肢（如手、腳、腳踝和手腕）關節發炎疼痛。這些受影響部位的皮膚往往會發紅、光亮而腫大。驗血可以檢查血清尿酸濃度，但並不是最可靠的完整診斷方法。如果不治療，痛風可能引起關節損壞；如果結晶沉積在腎臟，也可能造成腎臟損害。

痛風的成因

痛風的可能原因包括：飲酒過量、氧化壓力過大、遺傳（謝啦，老爸！）和代謝失調（醫學術語，是糖尿病、高血壓和肥胖三種疾病的合稱）。除此之外，痛風也可能是由於過度攝食含高嘌呤的食物。你說嘌呤是什麼嗎？尿酸就是嘌呤代謝分解的最終產物。高嘌呤的食物包括牛肉、沙丁魚、動物內臟（如牛雜）、淡菜和鯷魚。

來解決問題吧！

中和

減輕痛風症狀的一個關鍵步驟是增加體內的鹼性（見第17頁），以提高尿酸的可溶性，有助於中和體內酸性。也就是說要增加鹼性食物如綠色葉菜，和天然利尿劑如萵苣、櫻桃和甜菜（見右頁說明）的攝取量。

緩和與排毒

同樣重要的是避免飲食中的炎性食物，包括精製碳水化合物、飽和脂肪和酒精。因此，在飲食中加入生鮮蔬菜汁進行淨化，有很大的好處。

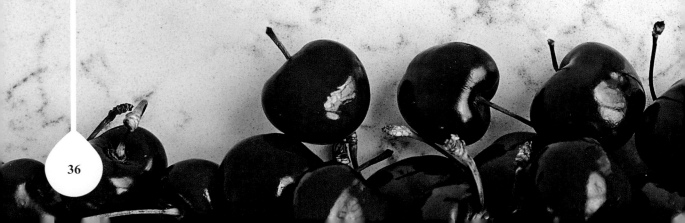

農場藥房

如果不想讓痛風找上你，根據卡利尼克的建議應多攝取以下水果和蔬菜：

櫻桃能幫助阻止尿酸重新被身體吸收，並促進尿酸排出，是抗痛風效果最佳的食物之一。櫻桃也被認為能抑制負責生產尿酸的黃嘌呤氧化酵素，從而降低了尿酸的生成。櫻桃更含有具抗炎效果的抗氧化劑花青素。

甜菜、芹菜和萵苣（如長葉萵苣）都是天然的利尿劑，可促進排尿及尿酸排出。甜菜還含有獨特的植物營養素甜菜青素，有抗氧化、消炎和解毒的功效。萵苣和芥藍等葉菜則是優良的葉酸來源；葉酸有類似尿酸酵素阻斷劑的作用。芹菜富含維生素C，有助於降低尿酸濃度。

檸檬能刺激碳酸鈣的形成，以中和如尿酸等酸性物質，使身體更趨鹼性。

蔬果汁菜單

第99頁：痛風剋星

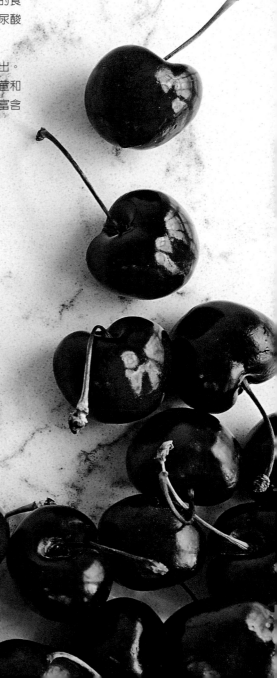

超級增效食物

小麥草或大麥苗可以幫助提高鹼度，從而增加尿酸的可溶性。

✿ 生育力與受孕

我準備懷孕的時候，用盡了能力所及的各種方法來創造一個有利於小嬰兒成長的健康環境。就像你有客人來訪的時候，會先把家裡每個地方打掃乾淨一樣，我也是用同樣小心的心情在準備懷孕。當時我和丈夫里昂兩個人都經常出差，工作量很大，覺得身體有點殘破，於是我決定進行三天的蔬果汁排毒。感覺精力開始恢復之後，我再回頭看書，弄清楚如果我想順利受孕和懷孕，需要在飲食和生活方面做哪些考慮。後來我認識了營養治療師暨生育妊娠專家亨麗埃塔‧諾頓（參見第13頁），很喜歡她在受孕前後期間飲食方面的建議，特別是針對影響深遠的受孕前三個月。接下來就讓亨麗埃塔來解說。

飲食如何能幫助受孕？

營養是你和寶寶健康的根本。有研究顯示，改變了飲食和生活方式的夫妻，健康受孕的機率可提高80%。但也有研究顯示，健康的飲食和生活方式所帶來的好處，不僅止於健康受孕和懷孕而已。我們現在已經了解，你在受孕前的營養狀況會影響寶寶嬰兒期的成長健康，例如可減少寶寶未來罹患異位性疾病（如氣喘和溼疹），以及在成年期罹患糖尿病等慢性病的機率。

要是你正在努力受孕，請不要懷疑，飲食控制絕對可以將你的受孕機率提高80%。

受孕前的那三個月，是公認影響最深遠的。受孕前，未成熟的卵子（稱為卵母細胞）會逐漸成熟，在排卵時釋放出來，而精子細胞也發育完整到可以與卵子結合。你和伴侶的營養攝取深深影響了這整個過程的品質和效率，以及是否能夠提供一個健康懷孕的機會。

除了上述的健康基礎之外，改變飲食和改善營養也有助於改善可能影響受孕能力的因素，如精子數過低，或是月經周期的荷爾蒙失衡。

在受孕前補充營養，也能影響日後哺乳期間的母奶產量，並減少產後憂鬱症的發生率。

來解決問題吧！

保護肝臟

生育需要荷爾蒙平衡，而荷爾蒙平衡取決於良好的肝功能。肝臟的日常任務除了解毒（如咖啡因和環境毒素）之外，也能改變過量使用的荷爾蒙的化學性質。

如果這個過程未能有效進行，就可能發生荷爾蒙失衡，不僅影響生育，也能造成其他健康問題，如子宮內膜異位症、痤瘡、經前症候群（PMS）和多囊性卵巢症候群（PCOS）等。亨麗埃塔的許多患者都發現到，在計畫懷孕之前先進行肝臟排毒，是非常有益的。

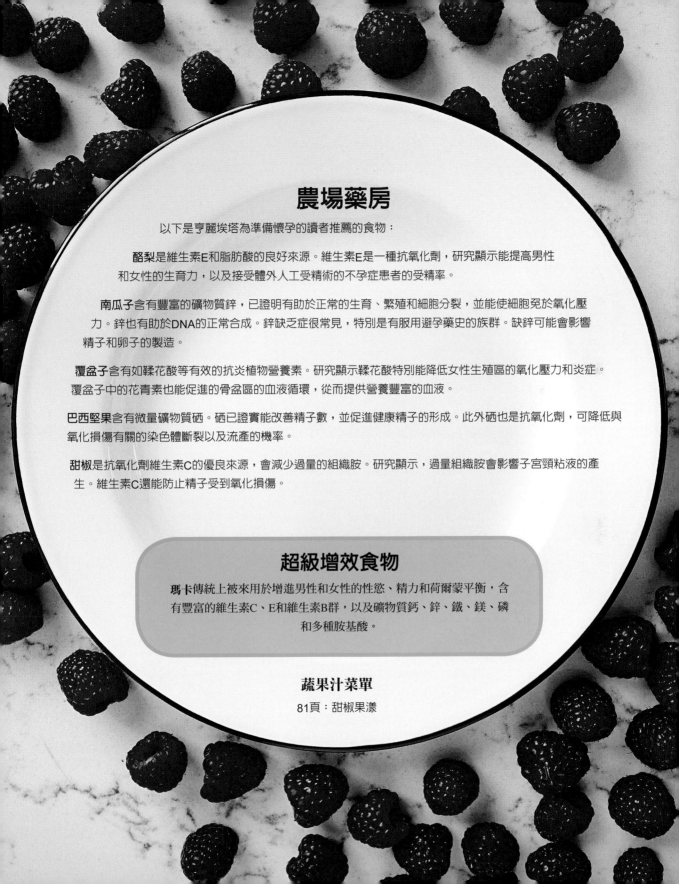

農場藥房

以下是亨麗埃塔為準備懷孕的讀者推薦的食物：

酪梨是維生素E和脂肪酸的良好來源。維生素E是一種抗氧化劑，研究顯示能提高男性和女性的生育力，以及接受體外人工受精術的不孕症患者的受精率。

南瓜子含有豐富的礦物質鋅，已證明有助於正常的生育、繁殖和細胞分裂，並能使細胞免於氧化壓力。鋅也有助於DNA的正常合成。鋅缺乏症很常見，特別是有服用避孕藥史的族群。缺鋅可能會影響精子和卵子的製造。

覆盆子含有如鞣花酸等有效的抗炎植物營養素。研究顯示鞣花酸特別能降低女性生殖區的氧化壓力和炎症。覆盆子中的花青素也能促進的骨盆區的血液循環，從而提供營養豐富的血液。

巴西堅果含有微量礦物質硒。硒已證實能改善精子數，並促進健康精子的形成。此外硒也是抗氧化劑，可降低與氧化損傷有關的染色體斷裂以及流產的機率。

甜椒是抗氧化劑維生素C的優良來源，會減少過量的組織胺。研究顯示，過量組織胺會影響子宮頸粘液的產生。維生素C還能防止精子受到氧化損傷。

超級增效食物

瑪卡傳統上被來用於增進男性和女性的性慾、精力和荷爾蒙平衡，含有豐富的維生素C、E和維生素B群，以及礦物質鈣、鋅、鐵、鎂、磷和多種胺基酸。

蔬果汁菜單

81頁：甜椒果漾

✿ 高膽固醇

高膽固醇是導致動脈硬化和心血管疾病的許多危險因素之一，不要輕忽！我們愛提膽固醇，是因為膽固醇的疾病在大多數情況下，都是透過簡單的飲食改變可以控制的。所以意思是？沒錯，就是應該吃更多神奇的水果和蔬菜，少吃包裝的精製食品。由於有這麼多有效的藥物（你身邊應該就有人在吃史他汀類的降膽固醇藥物吧？），很多人選擇吞藥丸，而不是改變飲食習慣。塔里布醫師（參見第13頁）將高膽固醇視為整體性的問題，並提供了一個整體性的解決方案。

高膽固醇是什麼？

膽固醇是類似脂肪的物質，在身體裡扮演著幾個重要的角色。當「壞」膽固醇在血液中累積，就發生高膽固醇症狀。但「好」的膽固醇有很多重要功能：

- 好的膽固醇是構建各種荷爾蒙（如女性雌激素和男性睪酮）的基礎成分。
- 它有穩定細胞膜的重要作用。
- 它是膽汁酸的主要成分，能幫助我們消化腸道內的食物。

膽固醇中的英雄和壞蛋

膽固醇由血液中的脂蛋白運送。脂蛋白分為HDL（高密度脂蛋白）、LDL和VLDL（低和極低密度脂蛋白）；LDL和VLDL將脂肪（主要是三酸甘油酯和膽固醇）從肝臟運送到身體細胞，LDL和VLDL的升高與動脈粥狀硬化的風險增加相關，而動脈粥狀硬化是心臟病發作和中風的主因。HDL則把脂肪運送到肝臟消毀。HDL的升高與心臟的發作風險降低有關。

你有高膽固醇嗎？

膽固醇濃度對身體健康很重要，但如果你的血液中膽固醇上升過度，你得到心血管疾病的風險也會增加。雖然遺傳在一定程度上已決定你是否是容易有高膽固醇，但同一家人類似的生活方式和飲食習慣也是原因。所以你能控制自己的命運。隨時注意飲食，規律運動，可以幫助你把膽固醇控制在健康的範圍。

高膽固醇的成因

膽固醇濃度通常反映了飲食和生活方式等因素，但也可能是遺傳的關係。

來解決問題吧！

LDL濃度每減少百分之一，心臟病發作的風險就下降百分之二。HDL濃度每增加百分之一，心臟病發作的風險也會下降百分之三到四。因此，為了你的健康，請使用下面的公式。

你體內的膽固醇濃度由以下公式決定：

你的身體製造多少膽固醇（各人遺傳體質不同） **+** 從食物中吃下多少膽固醇 **−** 排出多少膽固醇 **=** 你的血膽固醇濃度

少吃飽和脂肪

減少或完全不吃畜產品、加工、油炸或精製食品。

多吃富含纖維的植物性食物

重要的是，要多吃各種能降低膽固醇的蔬菜，包括芹菜、甜菜、茄子、大蒜、洋蔥、甜椒和根莖類蔬菜。此外，蒲公英根和菊芋（Jerusalem artichoke）含有菊糖（inulin）這種纖維。菊糖可提高抗氧化酵素的產生，同時降低總膽固醇和三酸甘油酯濃度，並提高有益的HDL膽固醇濃度。

多吃豆類

富含豆類（包括花生）的膳食可有效降低膽固醇濃度。研究顯示，大豆蛋白最多能降低30%的總膽固醇濃度，和35-40%的LDL濃度。

多吃堅果和種子

堅果（特別是杏仁和核桃）和種子富含纖維、單不飽和油和必需脂肪酸，對於降低膽固醇和預防心臟疾病非常有用。榛子（hazelnut）含有特別豐富的銅，是超氧化物歧化酶的關鍵成分，能解除自由基的武裝，使之不會損害膽固醇和其它脂類。磨碎的亞麻籽可降低兩種膽固醇攜帶分子：載脂蛋白A-1和B的含量。

農場藥房

以下都是塔里布醫師推薦的水果和蔬菜，可幫助降低壞膽固醇（LDL）：

蘋果含有豐富的果膠，能減少低密度脂蛋白（LDL）。每天吃兩個蘋果，最多可降低16%的膽固醇。蘋果中的多酚具有抗氧化活性，有著降低膽固醇的效果。

羅勒是維生素A的良好來源，因為其中含有高濃度類胡蘿蔔素（如β-胡蘿蔔素），能轉化成維生素原A。羅勒強大的抗氧化活性也有助於保護血管壁，不僅能保護上皮細胞（包括血管在內的多種身體結構的內部表層）免受自由基的傷害，也有助於防止自由基將血液中的膽固醇氧化。（膽固醇氧化後才會累積在血管壁，引發動脈粥狀硬化。）羅勒也是鎂的良好來源；鎂能促進肌肉和血管鬆弛，提高血流量，減輕心血管節律不整的風險。

椰子油是高度飽和脂肪，但也是最能抵抗氧化壓力和自由基形成的油。因為椰子油含的是中鏈脂肪酸，而不是大多數脂肪和油的長鏈脂肪酸，不會提高膽固醇濃度，已證實可以降低低密度脂蛋白。尤其是未經精製處理的天然椰子油，更含有稱為月桂酸的植物性飽和脂肪；月桂酸已證實能提高HDL（好膽固醇）。

胡蘿蔔：一杯切碎的生胡蘿蔔含有膳食纖維3.6公克──超過每日建議量20-35公克的10%。其中絕大多數是可溶性纖維，可降低血中膽固醇。根據美國亞利桑那大學農業與生命科學學院的研究，可溶性纖維能與膽汁酸（其中含有膽固醇）結合，通過胃腸道（見15-16頁）將膽固醇排出體外。

蔬果汁菜單

91頁：膽固醇警察

超級增效食物

薑黃含有薑黃素，可防止膽固醇在體內氧化（如羅勒，請見本頁羅勒介紹）。薑黃也富含維生素B6，可以控制高半胱氨酸，高含量的高半胱氨酸被認為是血管損傷、動脈粥狀硬化斑塊累積和心臟疾病的重要風險因素之一。

高血壓

你不喜歡被壓在牆上的感覺吧？同樣地，血液也不喜歡被壓在動脈壁上。如果電影的刻板印象都是真的，那麼這世界上只有超重的中年男人才會有高血壓。實際情形其實恰恰相反！據英國心臟基金會和美國疾病管制局指出，幾乎每三個人中就有一個人（男性或女性）因高血壓而接受治療。我們請塔里布醫師（見第13頁）來解釋血「壓」的真正含義，以及如何透過飲食來對抗高血壓。

高血壓是什麼？

你的心臟就像一個幫浦，把血液打到全身，供應身體各處所需的氧氣和能源。血液移動時，推擠血管壁的力量就是血壓。過高的血壓會給動脈和心臟造成額外的壓力。高血壓是一個危險因素，如果高血壓不及時治療，心臟病發和中風的風險就會提高。

你有高血壓嗎？

下面是我們需要小心提防的血壓數據：

高血壓前期　　（120-139 / 80-89）
瀕臨高血壓　　（120-160 / 90-94）
輕度高血壓　　（140-160 / 95-104）
中度高血壓　　（140-180 / 105-114）
重度高血壓　　（160 + / 115 +）

瀕臨高血壓到中度高血壓一般無自覺症狀，而嚴重的高血壓可能與日益嚴重的嗜睡、神智錯亂、頭痛、噁心和嘔吐相關。

高血壓的成因

醫學教科書表示，95%以上的高血壓成因未明。雖然遺傳因素會有影響，但飲食和生活方式也與高血壓息息相關。飲食中攝取太多的咖啡、酒精、鈉、糖和飽和脂肪，太少的鉀、纖維、必需脂肪酸、新鮮水果和蔬菜中的鈣和鎂，都會增加高血壓的風險。此外如果運動過少、壓力很大、又吸菸，高血壓風險還會增加。

來解決問題吧！

請諮詢你的醫師，他們應該都會同意以下這些做法：

開始運動

每天至少做20分鐘的運動。

徹底改變飲食

摒棄鈉和飽和脂肪，這些是高血壓的罪魁禍首。然後開始調整你的飲食，增加右頁提到的植物性食物。

農場藥房

以下是塔里布醫師推薦，用於幫助調節血壓的水果和蔬菜：

芹菜的鈣含量很高，因此能穩定神經，對控制血壓有幫助。芹菜所含的植物化合物苯鑲，能放鬆肌肉組織中的動脈壁，使血流增加，進而降低血壓。

香芹含有類黃酮，尤其是葉黃酮，已證明有抗氧化劑的功效，有助於防止氧化作用對細胞（特別是血管）的傷害。此外，香芹中富含鈣和維生素A、C，可幫助降低血壓。

甜菜汁中含有膳食硝酸鹽。硝酸鹽在體內被轉化為亞硝酸鹽，然後在血液中轉化成一氧化氮。一氧化氮是一種氣體，能加寬血管，幫助血液流動。

青花菜含有一種叫硫代葡萄糖苷的抗氧化劑，已證實能降低血壓，減少中風和心臟病發作的風險。在最近一項科學實驗中（見參考文獻143頁），餵食富含硫代葡萄糖苷食物的老鼠不僅血壓下降，心血管和腎臟的炎症也減少了，證明硫代葡萄糖苷可以降低發炎反應並改善心血管健康。

番茄汁含有許多抗氧化物質，包括茄紅素、β-胡蘿蔔素、維生素C和硒。番茄也有利尿作用，可幫助降低血壓和增強肝腎的解毒作用。

蔬果汁菜單

100頁：抗高血壓英雄

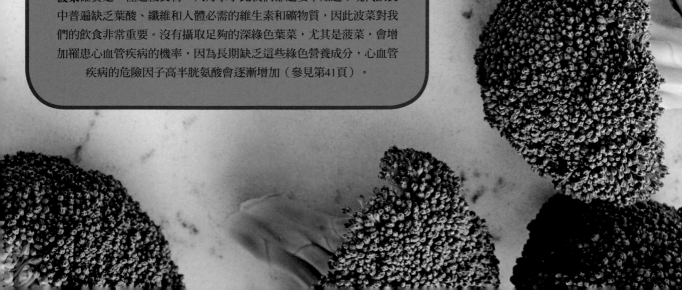

超級增效食物

菠菜確實是一種超級食物，大力水手比我們都還要早知道！現代飲食中普遍缺乏葉酸、纖維和人體必需的維生素和礦物質，因此波菜對我們的飲食非常重要。沒有攝取足夠的深綠色葉菜，尤其是菠菜，會增加罹患心血管疾病的機率，因為長期缺乏這些綠色營養成分，心血管疾病的危險因子高半胱氨酸會逐漸增加（參見第41頁）。

性慾低下

很少有比性慾低下更令人沮喪的事了。尤其是如果你平時自認還算健康的話，性慾低下和後勁不足就實在太令人掃興了。我們通常會替自己的性慾低下尋找合理的理由，例如自我懷疑：「我的伴侶已經不吸引我了」，或是「我生活上／工作上／小孩的事情太多了」。出人意料的是，研究人員發現不管是男性還是女性，90%的性功能障礙都不是因為感情問題，而是實際的生理問題，而且往往和飲食相關！

性慾低下的成因

性慾低下可能有很多原因，最常見的是心血管疾病、LDL（壞膽固醇）過高、動脈阻塞、高血壓、肥胖、糖尿病，或是以上幾種組合而成的代謝症候群。

性慾或性能力低落也可能是憂鬱症引起的，不過當憂鬱症緩解時應該也會跟著緩解。就如同荷爾蒙失衡可能影響性慾一樣，我們平時使用的處方藥也可能影響性慾，這是一個很普遍卻常常被忽視的原因。　吃藥前務必詳讀藥品標籤上所列的副作用。

來解決問題吧！

把你的心血管系統刷乾淨

心血管健康是提高性慾和性能力的關鍵。實際上，醫生認為性能力低下是男性心血管疾病的早期徵兆之一。只要仔細想想，就會知道這非常重要，因為這代表即使不看體檢數據或X光報告這些確切的證據，性功能障礙就已經暗示我們全身的微血管有某些狀況（可能是堵塞、發炎、硬化等等）。我們的性器官和組織充滿了微血管，血液和養分要能通暢地流動，才能發揮最佳的性功能。

排毒與滋養

我們知道，飲食中若包含大量的加工食品、動物製品、飽和或反式脂肪和精製碳水化合物，動脈就會惡化並堵塞，但是首先會受到嚴重損害的，其實是這些小小的微血管（尤其是生殖器附近的微血管）。所以，為了提高性慾和性能力，首要之務就是拒絕垃圾食物，然後啟動排毒程序來淨化內臟，讓你的身體可以吸收所需的養分。

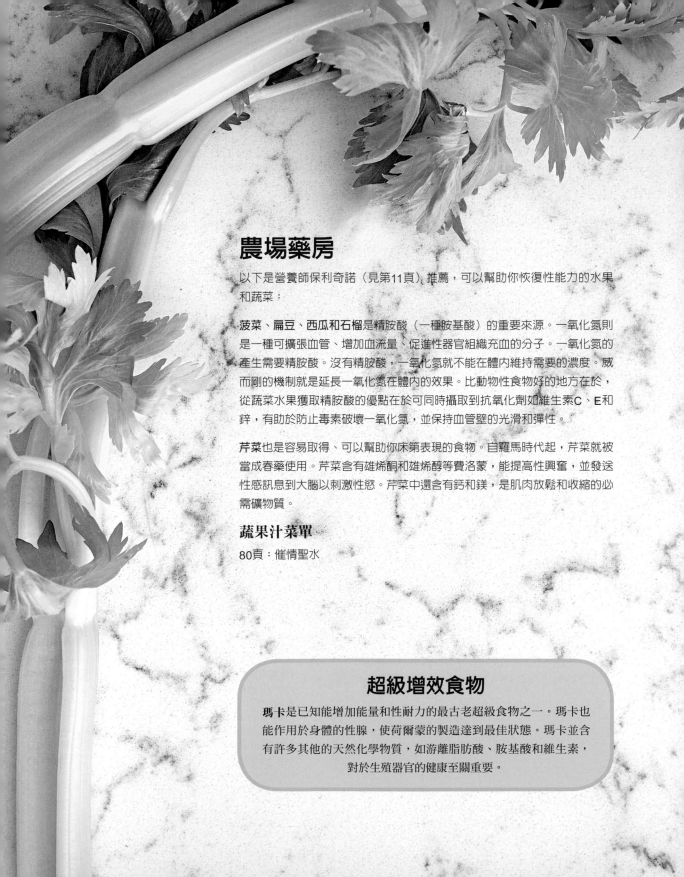

農場藥房

以下是營養師保利奇諾（見第11頁）推薦，可以幫助你恢復性能力的水果和蔬菜：

菠菜、扁豆、西瓜和石榴是精胺酸（一種胺基酸）的重要來源。一氧化氮則是一種可擴張血管、增加血流量、促進性器官組織充血的分子。一氧化氮的產生需要精胺酸。沒有精胺酸，一氧化氮就不能在體內維持需要的濃度。威而剛的機制就是延長一氧化氮在體內的效果。比動物性食物好的地方在於，從蔬菜水果獲取精胺酸的優點在於可同時攝取到抗氧化劑如維生素C、E和鋅，有助於防止毒素破壞一氧化氮，並保持血管壁的光滑和彈性。

芹菜也是容易取得、可以幫助你床第表現的食物。自羅馬時代起，芹菜就被當成春藥使用。芹菜含有雄烯酮和雄烯醇等費洛蒙，能提高性興奮，並發送性感訊息到大腦以刺激性慾。芹菜中還含有鈣和鎂，是肌肉放鬆和收縮的必需礦物質。

蔬果汁菜單

80頁：催情聖水

超級增效食物

瑪卡是已知能增加能量和性耐力的最古老超級食物之一。瑪卡也能作用於身體的性腺，使荷爾蒙的製造達到最佳狀態。瑪卡並含有許多其他的天然化學物質，如游離脂肪酸、胺基酸和維生素，對於生殖器官的健康至關重要。

體能衰退

我們有許多經常飲用蔬果汁的客戶也是熱衷運動的人。運動的立即效果包括改善情緒、增進心臟健康、提高性能力、使皮膚更好等。沒錯，健全的飲食和規律的運動是身心健康的不二法門。常有人問我們：「運動前應該喝哪種蔬果汁？」或「運動後最好的蔬果汁是什麼？」要周延地回答這些問題必須考慮許多因素，所以我認為給你一份運動前後身體需要的養分清單，讓你的身體根據自己的實際狀況選擇正確的蔬果汁，會更有幫助。下面就請卡利尼克（見第12頁）給我們一個完整的概念。

飲食如何促進你的體能？

職業運動員經常在比賽前、中、後，遵循一套嚴格的飲食計畫，以提供身體正確的燃料，來優化自己的體能表現。跟職業運動員一樣，你的體能表現會受很多因素影響，例如賽前訓練、賽後的恢復技巧，和營養品質的好壞。如果沒有攝取正確的食物來維持健康，你可能常常感到虛弱和疲憊，而且可能更容易受傷和生病。因此，供給身體所有必要的營養，才能獲得最佳的運動績效，並在運動後有效恢復疲勞。

來解決問題吧！

儲備緩慢釋放能量的燃料

碳水化合物分解成的葡萄糖，是人體維持耐久性和體能表現的主要燃料，特別是在長距離的比賽中。肝醣是已分解的葡萄糖的儲藏形態，大多貯存在肝臟中（少量在肌肉組織中）。肝醣過低時，運動潛能就可能受到不良影響。碳水化合物的最佳來源，不是我們通常想到的精米、白麵，而是能緩慢釋放能量的食物，如蔬菜、全穀類（如藜）、斯佩爾特小麥（spelt）和糙米。

食用優質蛋白質來進行賽前訓練和賽後恢復

運動前訓練和運動後恢復都需要蛋白質。蛋白質的需要量取決於運動的強度和持續時間。通常每1公斤的體重每天需要攝取1公克左右的蛋白質。蛋白質對於恢復和訓練時期肌肉組織的修復很重要，必須在飲食中加入豐富的優質蛋白質，如有機放養雞蛋、豆類、堅果、種子、有機土雞、野生魚類，和有機的、餵養青草的肉類（需適量！）。

用健康的油幫助恢復運動後的身體

許多健康的油富含Omega-3不飽和脂肪酸，如魚油、奇亞籽（chia）油和亞麻籽油，可以促進運動後肌肉組織的修復、抗發炎、滋補細胞膜，並有助於細胞膜的彈性和細胞功能。

喝到重點

補充水分也是一大關鍵，因為運動時流失的體液會降低體能表現和耐力，因此關鍵在於補充必需營養素，如鈉、鉀、鈣、鎂。

用抗氧化劑來恢復和修復身體機能

抗氧化劑對運動後的恢復非常有用，可以幫助掃蕩運動期間體內生成的自由基，並有助於修復肌肉組織。富含維生素C、A、E和鋅的食物都含有抗氧化劑，如葉用甜菜、奇異果、藍莓、胡蘿蔔、長葉萵苣、甜椒、地瓜、番茄、堅果和種子。

提高營養素攝取量

製造能量的代謝過程所必需的其他營養物質，包括完整的維生素B群，可在以下食物中取得：扁豆、全穀類、杏仁、蘆筍、菠菜和酪梨。

鎂和鈣是維持肌肉和神經功能必要的礦物質，可在以下食物中取得：綠色葉菜，芝麻、無花果、青花菜、青江菜和秋葵。

鐵對於血紅蛋白的形成，和身體周邊及肌肉細胞的氧氣高效運輸至關重要，可在堅果、種子、豆類和餵食青草的有機肉類中取得。

農場藥房

以下是卡利尼克推薦，能提高運動效能的水果和蔬菜：

甜菜是鐵的良好來源，有助於維持耐力和體能的持續表現。甜菜還含有大量葉酸、部分的維生素B群，這些是代謝過程的重要營養。甜菜還有一項很有價值的養分：硝酸鹽，硝酸鹽會在體內轉換成亞硝酸鹽，再轉換成一氧化氮，有助於擴大血管和增加血流量，減少肌肉需要的氧量，使運作更有效率。

綠色葉菜如芥藍、蒸菜、長葉萵苣和菠菜不僅也是鐵的來源，還含有具抗氧化作用的維生素A和C，有助於消滅運動過程中產生的自由基。菠菜還能補充流汗時流失的鋅，補充鋅有助於降低肌肉中的乳酸濃度。

黃瓜水分含量高，可以補充水分和運動時大量流失的電解質。喝椰子水是補充電解質的另一個好方法，有助於運動後離子重新平衡。椰子水還含有現成的天然糖，可以快速補充燃料。

生薑抗發炎，能促進血液循環，有助於減輕運動後的肌肉酸痛。

奇亞籽是Omega-3不飽和脂肪酸極佳的來源，有助於消炎，並能提供蛋白質，幫助肌肉的恢復和修復。

喜馬拉雅鹽含有超過80種礦物元素，包括運動時流失的氯化鈉。由於礦物質含量豐富，這種粉紅色的鹽可以幫助重新平衡電解質，補充水分，並防止肌肉痙攣。

超級增效食物

葉綠素（見20-21頁）是使蔬菜呈現綠色的化合物。它的化學結構類似血紅蛋白，有助於氧氣運送到身體各處並進入肌肉細胞。可在你平常喝的果菜汁中添加液體葉綠素汁，或者直接增加綠色葉菜的攝取。

蔬果汁菜單

關節炎

關節炎是我們家的家族病，我親眼目睹關節炎如何影響我母親這邊的家族成員的正常生活。我的超人媽媽佩蒂對我有很大的啟發，她拒絕讓關節炎影響她的生活步調，很成功地用運動和飲食調整「先下手為強」，不讓關節炎發生。她在60歲生日時第一次報名參加馬拉松，現在將近70歲了，她還是每天持續跑8公里，並和住家附近小她30歲的婦女打網球。媽媽加油！

關節炎是什麼？

骨關節炎（OA）是一種退化性疾病，最常見的是造成負重關節如手、腳、膝蓋和臀部腫脹、僵硬、疼痛，有時甚至會變形。

健康的關節，骨頭本身就有一層軟骨（堅韌、質地如橡膠的結締組織），能夠吸收衝擊，減少摩擦，使骨頭間的接觸部位在運動過程中順利滑動。一旦軟骨磨損，造成慢性發炎反應，並增加自由基，直接破壞軟骨和薄膜，就發生骨關節炎。為了穩定關節，骨細胞會增生以填補空間，這些增生組織會影響關節動作的靈活性和流動性。軟骨開始磨損流失之後，相連的骨頭之間沒有了軟骨的保護和吸震，就造成了疼痛和進一步的動作受限。

骨關節炎的成因

骨關節炎的成因包括磨損、肥胖、糖尿病、食物過敏、關節本身外傷、骨質疏鬆（骨組織流失）、遺傳因素或神經肌肉疾病。荷爾蒙和代謝方面的疾病也可能影響骨關節炎。醫學界普遍認為關節的長期磨損是骨關節炎的主要成因。最近一項在美國史丹福大學醫學院進行的研究發現，針對骨關節炎早期（在症狀出現之前）的發炎過程進行治療，也許有一天關節炎是可以預防的。這是一項極有發展潛力的發現。

來解決問題吧！

選擇舒緩神經的食物

減少和控制發炎反應是對付骨關節炎很重要的一環，因此飲食中可多加入消炎食物（如含有豐富Omega-3不飽和脂肪酸的魚類、奇亞籽和亞麻籽）。多攝取抗氧化物也能幫助緩解症狀。富含抗氧化物的食物包括：含維生素C和E的食物，如青花菜、芥藍、菠菜、甜椒、高麗菜、花椰菜、堅果、種子和酪梨。

丟掉容易造成發炎的食物

減少攝取炎性食品，避免食用會使骨關節炎惡化的食物過敏原，是同樣重要的。一般來說，可能的食物過敏原包括小麥、麩質、牛奶或大豆，但有證據顯示，胺類含量高的食物可使症狀惡化，包括葡萄酒、啤酒、熟成肉、煮太久或加工過的肉、熟成乳酪或藍紋乳酪、醬油、果乾和巧克力，這些食物都應該避免，尤其是如果你察覺到和症狀惡化有關的話。

每天曬曬太陽

維生素D缺乏症和骨關節炎相關，因此每天曬十分鐘太陽，或是喝維生素D強化牛奶，可以幫助維持飲食中的維生素D濃度。

農場藥房

以下是卡利尼克（見第12頁）推薦，有助於預防和控制關節炎的食物：

芥藍、青花菜和菠菜是維生素C的絕佳來源。維生素C可促進軟骨的合成代謝及骨細胞再生。它的抗氧化功能也能減少氧化發炎反應，並協助消滅自由基。這些蔬菜也含有不少維生素E，這也是一種抗氧化劑，有助於穩定細胞膜，抑制軟骨的初始破壞過程。

芹菜是維生素C的另一重要來源，也是一種天然的利尿劑，可促進排尿，排除毒素。

鳳梨含有鳳梨蛋白酵素，已證實有一定的抗炎和止痛功能，可以幫助減輕疼痛和發炎。

蔬果汁菜單

66頁：熱帶綠色蔬果汁

超級增效食物

薑黃有助於減緩發炎，還能促進抗氧化活性和解毒。

⏰ 失眠

你晚上要數羊才睡得著嗎？可能不是只有你這樣。證據顯示，我們有很多人都需要仰賴藥物才能入睡。對於因喪失親友等悲痛情緒造成的暫時性失眠，安眠藥可以幫助重新設定睡眠模式，還算是有用的，但是對於長期的失眠，就必須想辦法釐清問題的根源了。如果懂得利用一些放鬆的技巧，並遵照卡利尼克（見第12頁）的建議調整飲食，說不定你讀完這本書之前就會想睡覺了。

失眠是什麼？

失眠就是無法入睡，或無法保持睡眠狀態。可能是短期現象，也可能是長期症狀。許多人有長期失眠的問題。失眠可以大致分為兩種類型：入睡困難，和睡眠維持困難（頻繁甦醒或過早甦醒）。長期失眠可能導致憂鬱症、糖尿病、心血管疾病、記憶力變差，和免疫系統功能受損。

你會失眠嗎？

失眠最常見的症狀包括：難以入睡、整夜醒著、過早醒來後無法再入睡。患者也會感到過度疲勞，基本的日常生活能力也受到影響。

失眠的成因

難以入睡型的失眠可能的原因包括：焦慮、疼痛、服用興奮劑，甚至是你的臥室環境——太熱或太亮都是常見的罪魁禍首。睡眠維持困難型的失眠可以歸因於低血糖（葡萄糖缺乏症）、睡眠呼吸中止症（呼吸中斷）、憂鬱症，或血中的壓力荷爾蒙皮質醇濃度過高。

來解決問題吧！

運動

早上運動可讓緊張的情緒先找到一個出口，才不會在你下午想放鬆的時候還放鬆不下來。運動也能釋放腦內啡，可以幫助緩和緊張的神經和焦慮感。

避免刺激性物質

咖啡、額外添加咖啡因的茶，還有糖，都可能干擾睡眠周期，使你難以入睡。咖啡因對睡眠的影響效果可長達24個小時，所以要設法徹底戒掉咖啡因，或者只在上午飲用含咖啡因飲料。用新鮮的蔬果汁、花草茶或堅果奶代替下午茶或咖啡（見102-107頁），可使能量補給更持久。

不要喝酒，晚上不要吃大餐

酒精和豐盛的晚餐雖然可以幫助你入睡，但是入睡後會打斷你的睡眠週期，使你在夜裡醒來。

多吃促進睡眠的食物

富含色氨酸的飲食能提高血清素濃度，而高血清素是褪黑激素的前驅物。褪黑激素是一種荷爾蒙，有助於調節晝夜節律，管理睡眠覺醒周期。色氨酸的食物來源包括：蛋、芝麻、有機土雞、腰果、杏仁、香蕉、鷹嘴豆等。血糖過低也可能影響睡眠。因此，每天的最後一餐應該包含蛋白質和碳水化合物，有助於維持夜間一致的血糖值。

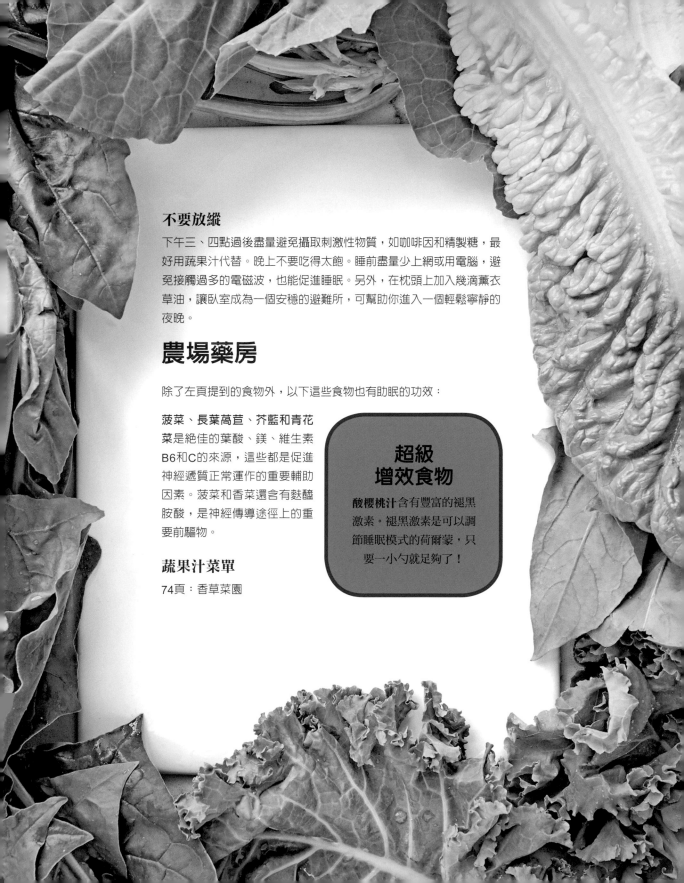

不要放縱

下午三、四點過後盡量避免攝取刺激性物質，如咖啡因和精製糖，最好用蔬果汁代替。晚上不要吃得太飽。睡前盡量少上網或用電腦，避免接觸過多的電磁波，也能促進睡眠。另外，在枕頭上加入幾滴薰衣草油，讓臥室成為一個安穩的避難所，可幫助你進入一個輕鬆寧靜的夜晚。

農場藥房

除了左頁提到的食物外，以下這些食物也有助眠的功效：

菠菜、長葉萵苣、芥藍和青花菜是絕佳的葉酸、鎂、維生素B6和C的來源，這些都是促進神經遞質正常運作的重要輔助因素。菠菜和香菜還含有麩醯胺酸，是神經傳導途徑上的重要前驅物。

蔬果汁菜單

74頁：香草菜園

超級
增效食物

酸櫻桃汁含有豐富的褪黑激素。褪黑激素是可以調節睡眠模式的荷爾蒙，只要一小勺就足夠了！

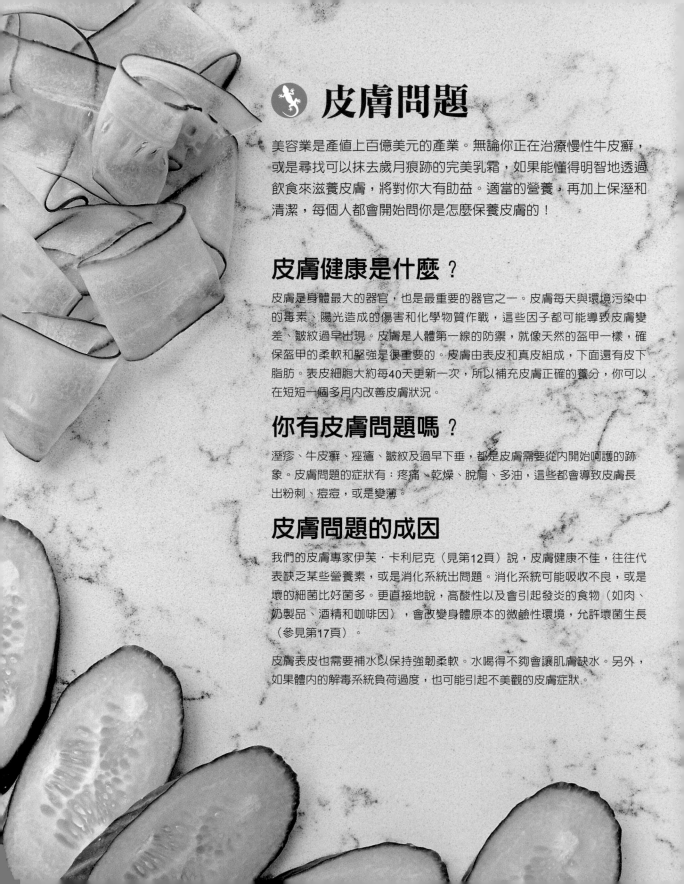

皮膚問題

美容業是產值上百億美元的產業。無論你正在治療慢性牛皮癬，或是尋找可以抹去歲月痕跡的完美乳霜，如果能懂得明智地透過飲食來滋養皮膚，將對你大有助益。適當的營養，再加上保溼和清潔，每個人都會開始問你是怎麼保養皮膚的！

皮膚健康是什麼？

皮膚是身體最大的器官，也是最重要的器官之一。皮膚每天與環境污染中的毒素、陽光造成的傷害和化學物質作戰，這些因子都可能導致皮膚變差、皺紋過早出現。皮膚是人體第一線的防禦，就像天然的盔甲一樣，確保盔甲的柔軟和堅強是很重要的。皮膚由表皮和真皮組成，下面還有皮下脂肪。表皮細胞大約每40天更新一次，所以補充皮膚正確的養分，你可以在短短一個多月內改善皮膚狀況。

你有皮膚問題嗎？

溼疹、牛皮癬、痤瘡、皺紋及過早下垂，都是皮膚需要從內開始呵護的跡象。皮膚問題的症狀有：疼痛、乾燥、脫屑、多油，這些都會導致皮膚長出粉刺、痘痘，或是變薄。

皮膚問題的成因

我們的皮膚專家伊芙‧卡利尼克（見第12頁）說，皮膚健康不佳，往往代表缺乏某些營養素，或是消化系統出問題。消化系統可能吸收不良，或是壞的細菌比好菌多。更直接地說，高酸性以及會引起發炎的食物（如肉、奶製品、酒精和咖啡因），會改變身體原本的微鹼性環境，允許壞菌生長（參見第17頁）。

皮膚表皮也需要補水以保持強韌柔軟。水喝得不夠會讓肌膚缺水。另外，如果體內的解毒系統負荷過度，也可能引起不美觀的皮膚症狀。

來解決問題吧！

喝果汁

想擁有清透健康的皮膚，喝新鮮蔬果汁是一個簡單而有效的方法。新鮮蔬果汁不但能滋潤皮膚，還能促進和支援排毒。

用養分滋養皮膚

補充對皮膚健康有益的養分，你就能容光煥發。沒錯，你可以用飲食的方式來美容！大量食用富含維生素C的食物如甜椒、辣椒、青花菜，芥藍和菠菜，以及富含維生素A的食物如地瓜、胡蘿蔔、南瓜、蒲公英嫩葉和葉用甜菜。鋅是另一個關鍵營養成分，有助於調節皮脂分泌和皮膚細胞膜的構成。南瓜子、腰果和生可可都含有豐富的鋅。而健康的油，如omega-3和omega-6不飽和脂肪酸，在滋養皮膚細胞膜、幫助身體抵抗發炎上扮演重要角色，來源包括魚油、奇亞籽和亞麻籽。

汰舊換新

在護膚流程中加入去角質工作。去除死皮細胞可使解毒更容易，並露出底下透亮的新細胞層。淋浴前先不沾水乾刷身體，一個星期至少三次。如果你原本就用布洗臉，那麼臉部可能每週只需要去角質一次。但如果你只是用普通的潔面劑和水洗臉，那麼每週就需要去角質兩到三次，才能徹底卸除殘妝汙垢，促進皮膚排毒和清除表面死皮細胞。

農場藥房

青花菜和菠菜含有豐富的葉酸和維生素C，兩者都是細胞再生和修復不可或缺的營養素。維生素C還能促進膠原蛋白的形成，並減輕氧化損傷。這些綠色菜葉含有抗氧化劑β-胡蘿蔔素，可以協助排毒與減少毒素在體內累積。另外還含有豐富的維生素A，對細胞的複製和分化非常重要。

茴香也是維生素C的絕佳來源，但這種根菜植物最獨特的地方可能是含有稱為「茴香腦」的植物營養素。

研究顯示，茴香腦可減輕發炎，並含有天然的抗微生物特性，有助於平衡消化道細菌，因此能促進排毒。

蘋果充滿了各種植物營養素，具有抗氧化力，有助於清除自由基。另外也含有黃酮類的槲皮素，能抑制將複合式碳水化合物分解成簡單醣類的酵素，所以在這個意義上，蘋果有助於調節血糖，這對皮膚健康很重要，因為血糖濃度突升會損壞膠原蛋白。

芫荽是一種強大的重金屬解毒劑（或螯合劑），在體內可與重金屬結合將之清除，因此有助於解毒。芫荽還具有抗菌和抗真菌的特性，能幫助腸道菌群平衡。畢竟，有健康的消化，才有健康的皮膚。

黃瓜也是超級食物，但往往受到低估，它是最能補充水分的蔬菜之一，將近95%都是水以及重要的電解質，並含有維生素B群和豐富的礦物質，以及強效的抗氧化功能。

蔬果汁菜單

69頁：綠色光采

超級增效食物

蘆薈汁有助於舒緩，並促進益生菌在消化系統的生長，同時還能降低體內的酸度。它也是一種適應原，能提高身體對外部變化和壓力的自然適應力。

53

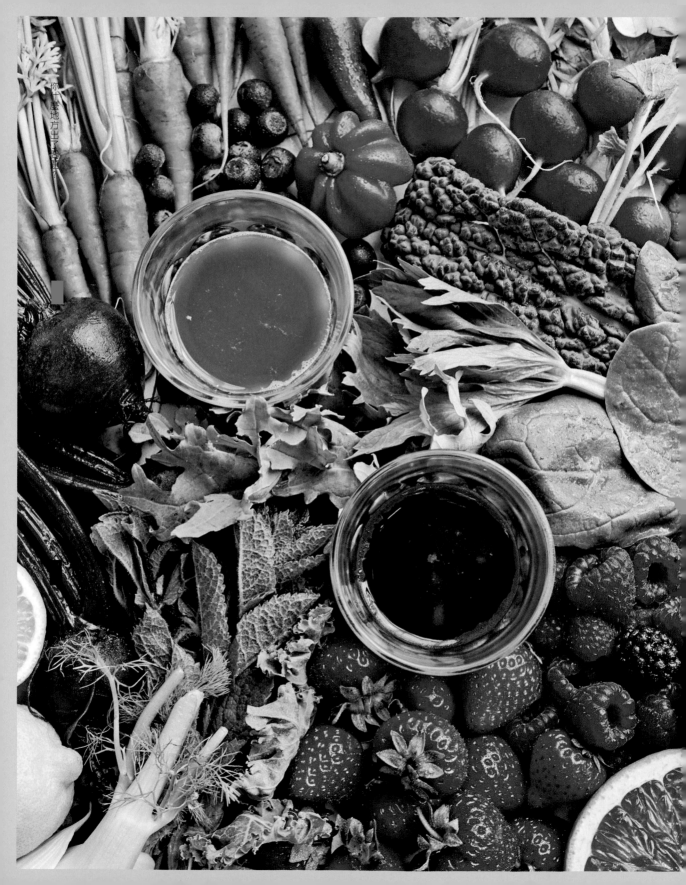

就是愛喝蔬果汁

你會不會希望能把過去沒有好好善待身體的後果一筆勾銷？告訴你一個好消息，這多少是可以辦到的。

如果你過去是外食族，或是經常吃速食，有許多科學證據顯示，從現在開始吃好的食物，還是有機會清除受損細胞，讓身體重新復原。

大多數人認為自己的身體、乃至於構成身體的細胞是永久不變的。恰恰相反 —— 大多數細胞經常會被淘汰，身體會製造新的細胞來遞補。構成心臟、胃、皮膚等的每個身體組織，都需要不同的時間來完全再生，但平均每七年，我們就會有一組全新的身體細胞。

現在你知道細胞能再生更新了，你應該更能明白使用最純淨最好的食物來建構你的新細胞，身體其實可以感覺更好，更年輕。心動了嗎？

蔬果汁的角色

我們現在知道，生食蔬菜水果能增加能量、防止慢性疾病、提高身體pH值，並幫助重建細胞，使細胞強大健康。但事實上，我們很少吃足量的新鮮蔬菜和水果，而這正是喝蔬果汁的目的！想想看，你能一次吃八片芥藍菜葉、一條大黃瓜、一堆香菜、一顆萵苣、兩個蘋果、一個檸檬、一大把菠菜和一塊薑嗎？或許不能，但你應該喝得下一杯用這些蔬果做成的汁。簡單來說，吃愈多新鮮蔬菜水果，生病或過早死亡的風險就愈低。還有，你的外貌和自我感覺都會變得更好！

靜脈注射營養劑

飲用蔬果汁是把超級食物加速運送到血液中的好方法。榨汁能提取水果和蔬菜中的維生素、礦物質、抗氧化劑、葉綠素、酵素和植物化合物。去除了可溶性纖維之後，身體幾乎立即能吸收蔬果中的營養物質，拿掉纖維，就等於把分解消化的工作外包給壓汁機，讓你工作過度的消化系統好好休息。喝鮮榨蔬果汁就好像直接把養分透過靜脈注射輸入你的細胞一樣。喝了新鮮蔬果汁之後，你的身體能在15分鐘內吸收養分。相較之下，吃一頓固體的飯菜，可能需要兩個多小時才能進到你的細胞。蔬果汁提供了乾淨、健康又營養的建材，幫我們建構更健康的身體。

55

何時該做蔬果汁淨化？

一天一杯蔬果汁，不用找醫師！

只要你想活得健康長壽，我建議你每天至少喝500毫升的綠色蔬果汁（見62-77頁）。早上起來，在喝咖啡和吃早餐之前，先喝一次綠色蔬果汁，看看你的身體會有什麼反應。我相信你很快就不再需要用咖啡來醒腦，你的細胞會開始渴望接觸這些翠綠的液體。視身體的感覺和每個人的蔬果消化力而定，或許到了下午你會覺得需要喝第二次。如果你已經喝過一次，第二次就可以試試看喝根菜汁或水果汁（見78-101頁），以獲得更完整的營養。

淨化

每月淨化一次是最理想的狀況，但不一定都辦得到。至少盡量在換季時安排一次蔬果汁淨化，然後在覺得疲倦、感冒、飲食放縱過後，或是覺得身體需要重新開機的時候，再做一次淨化。本書有一整個章節告訴你如何自訂淨化計畫（見108-137頁）。如果真的很忙，也可以隨時從我們的網站（www.plenishcleanse.com），或是各地的有機店訂購整套已經設計好排程的淨化蔬果汁，外送到你家裡去。我在紐約的朋友馬克斯‧格爾森建立了一張蔬果汁地圖（www.pressedjuicedirectory.com），根據這份地圖，你可以在世界各地的任何一個城市輕易地找到你要的有機冷壓蔬果汁。

如何選擇蔬果機

在熱衷蔬果汁的族群裡，討論哪一牌的蔬果機最好，可能會跟討論政治一樣激烈。依你的力氣、預算，和能接受花在壓汁上的時間多寡，各有幾種不同的選擇。例如，比起壓汁的品質、使用性和清洗的難易度，產出率（產出的蔬果汁和所用的新鮮蔬果的比例）10%的差異可能就不太重要了。所以，一定要確保這方面的考量都列在你的選擇標準清單上。要是清洗程序繁瑣，你就不會想用，這樣投資再貴的機器也沒有意義。

蔬果機主要有三種類型：

1.冷壓機

諾瓦克榨汁機（Norwalk Juicer）是蔬果機中的勞斯萊斯，採用冷壓的方式榨汁。我們就是用這一臺來生產PLENISH冷壓蔬果汁。它有兩片液壓帶動的不鏽鋼板，能擠出蔬果的每一滴汁液。因為它的功率非常強，能壓出養分密度極高的蔬果汁，而且因為不會生熱，得以保留許多酵素。實際上，我認識的人裡面沒有人家裡是用諾瓦克榨汁機的，因為太貴了（定價1500英鎊，約合新臺幣7萬多元）。我們編寫書中的食譜時，使用的是一般家用的咀嚼式慢磨機和離心式榨汁機來測試食譜，做出來的蔬果汁都很可口。所以，除非你中了樂透，否則我會建議你買或慢磨機或離心式榨汁機就好。

2.離心式榨汁機

這是最常見的傳統榨汁機類型，你應該在百貨公司、果汁吧或超市中見過。這種榨汁機的旋轉刀片外面包著金屬過濾籃，利用離心力分離出果汁。這種榨汁機的價格差距很大，但可以找到非常實惠的，而且萃取速度很快，所以很多商業果汁吧用的都是這種榨汁機。它有個小缺點是刀片會產生熱，而且旋轉式的機

構會導入氧氣，破壞一部分酵素和較脆弱的營養素。熱也會氧化營養素，因此離心式榨汁機的果汁營養少於冷壓式或慢磨機。

3.慢磨機

慢磨機通常價格較高，但相對地產生的蔬果汁品質也較好。慢磨機是先將蔬果粉碎再壓榨，可榨出最多的汁液。因為速度較慢，馬達產生的熱或氧不會像離心式榨汁機那麼多，因此較能完整保存營養物質。

有一種新發明叫做垂直式慢磨機，是所有慢磨機中價格段最高的，我認為這是家用榨汁機的最佳選擇之一。通常可以放在洗碗機裡洗，清理非常方便。

購買蔬果的祕訣

買了榨汁機之後，接著就要買蔬果了。以下分享這些年下來一些好用的選購心得：

• 成熟的蔬果所含的抗氧化劑和植物營養素最多。

• 選購成熟的，或接近成熟但還很緻密的水果。已經開始變軟的蘋果、梨和番茄榨出來的汁是糊狀的，果汁產量不多，味道也不好。

• 選購用來榨綠色蔬果汁的食材時，小心不要買到葉子已經變黑或有黏液的，或是已經變乾或變淺的。這些都已經過了營養最豐富的高峰期，而你一定要找新鮮的！顏色變淺的菠菜葉比深綠色的菠菜葉少了很多維生素C。

• 要買有機的。有機食品產業嚴格監管，並限制使用農藥和殺蟲劑。這些化學物質會損害人類和野生動物的健康。非有機農產品常有含量驚人的化學物質。而且買有機食品也不會買到基因改造品種。

• 有機蔬菜水果通常價格比較高。可問問你家附近市場上的農民有沒有用農藥，可能很多人沒有用。知道了以後，你就可以權衡採買，把成本降下來。這是一個既省錢又能照顧當地農業的好辦法。

小心農藥問題

並不是所有的非有機蔬果都含有高劑量的農藥。有些農產品有一層天然的保護層，可以阻隔農藥的噴灑。要是水果或蔬菜本身皮薄（如漿果和蘋果），而你吃的又是它的外層時，就會吃到農藥。但是酪梨或香蕉這種要剝皮的蔬果，因為內部受到保護，大致上是安全的。

12種要小心的蔬果

蘋果｜藍莓｜芹菜｜櫻桃｜黃瓜｜葡萄｜萵苣｜油桃｜桃子｜甜椒｜菠菜、芥藍和嫩洋甘藍｜草莓

15種可以安心的蔬果

蘆筍｜茄子｜酪梨｜高麗菜｜哈密瓜｜葡萄柚｜奇異果｜芒果｜洋蔥｜木瓜｜青豆｜鳳梨｜甜玉米｜地瓜｜西瓜

蔬果汁的明星食材

植物性的食物最棒。我喜歡吃蔬菜水果，也喜歡榨蔬果汁來喝，每一種蔬果都非常特別而美妙。在我們的食譜裡，你會發現某些明星食材會重複出現，但這並不是說其他的蔬菜水果就不是好選擇。只是這些超級食物都能使蔬果汁變得特別營養，所以不妨在家裡廚房隨時備妥這些食材。

綠色葉菜

綠色葉菜可提供比其它任何天然食物更多的營養物質。

芥藍——甘藍在中古世紀就已經是常見蔬菜，但一直到最近才因為營養豐富而受到重視。就每單位熱量來看，甘藍含有比紅肉更多的鐵，比牛奶更多的鈣。因此，芥藍對於細胞的生長、身體氧氣的輸送和骨骼的強健，有非常重要的作用。芥藍同時還富含抗氧化劑和維生素K，有助於防止多種癌症。另外也是強大的解毒食物，提供肝臟排毒所需要的硫和纖維。

菠菜——卜派簡直稱得上他那個時代的先驅。但他大概不知道，菠菜含有豐富的葉綠素和類胡蘿蔔素，除了能使肌肉結實，還可能有助於預防癌症、黃斑部病變和炎症（見20-21頁）。你很難找到維生素K含量比菠菜更多、對骨骼健康更有益的植物性食物了。而且跟芥藍一樣，菠菜含有豐富的鐵以及維生素C（有助於鐵的吸收），可以改善紅血細胞在全身的氧氣輸送功能。

黃瓜——黃瓜和甜瓜同屬於葫蘆科。黃瓜由於含水量高（95%以上），很適合加入任何果汁當作基底。它糖分低，提供了各種寶貴的維生素和礦物質。黃瓜所含的鉀，能有效地在運動後補水並平衡電解質。光是半條黃瓜就能提供每日維生素K需求量的近10%。此外黃瓜還能促進皮膚美白。黃瓜汁清涼，略帶甜味，很容易與任何綠色蔬菜或水果搭配。我建議經常榨汁的人，廚房應常備新鮮黃瓜。壓汁時，黃瓜最後才放入，它的高含水量可以把之前壓過的綠色葉菜成分「沖」出來。如果你買的不是有機黃瓜，壓汁前記得要先削皮。

根菜類

甜菜——甜菜營養豐富，稱為超級食物當之無愧。甜菜呈紫色，是因為含有一種獨特的植物營養素，稱為甜菜青素。甜菜青素有抗氧化、抗炎、解毒的功效。甜菜還有大量的鉀、錳、鐵、維生素A、B6和C，尤其葉酸含量更是豐富。甜菜能增加耐力、改善血流和降低血壓。《紐約時報》曾報導，由於甜菜能增加輸送到肌肉的氧量，在自行車比賽前喝500毫升甜菜汁的選手，速度和耐力都明顯比沒有喝甜菜汁的時候更好，因此有些運動界人士專門以甜菜汁來提高運動表現；而且經常性飲用甜菜汁（而不是只在賽前喝）的

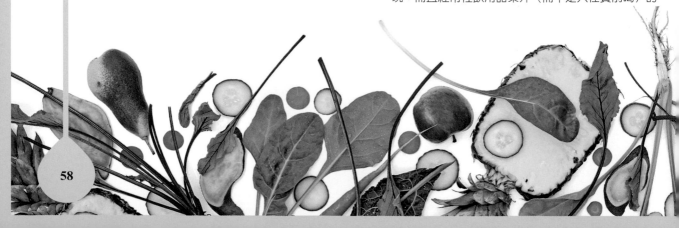

成果最好，所以要持續地喝。喝甜菜汁時，要像在喝一杯好葡萄酒一樣，千萬不要牛飲，尤其是第一次喝的時候；因為甜菜是強效解毒劑，喝得太快身體會不舒服。甜菜汁還很容易留下汙漬，所以喝的時候最好不要穿潔白的衣服。

胡蘿蔔——亮橙色、口感爽脆的胡蘿蔔充滿了β-胡蘿蔔素，這種植物化合物在體內會變成維生素A。β-胡蘿蔔素也是抗氧化物質，連同胡蘿蔔裡的其他多種強效抗氧化劑，對視力、生殖、健康的細胞膜和生長等功能很有幫助。胡蘿蔔也有很高的含水量（達85%）和自然甜味，可以增加蔬果汁的甜度，不需要額外加糖。如果你在蔬果汁裡加了太多甜菜，可加一些胡蘿蔔和萊姆，使味道變得平衡醇厚。

地瓜——營養比馬鈴薯豐富，是我們最愛的根莖類蔬菜。怕吃太多澱粉的人也不用怕，地瓜含有維生素C和B群等豐富的必需維生素和礦物質，可幫助身體防止自由基的傷害。地瓜所含的鉀（比香蕉還要多）、鎂、銅還能維持健康的血壓，促進肌肉和皮膚緊緻。地瓜可作為蔬果汁的基底，提供飽足感。壓地瓜汁時，會有白色澱粉質沉積在底部，可以把上面的汁液倒出來，丟棄底部的沉澱物。

水果

果汁的美味是毫無疑問的，但為了控制糖分的攝取，在以蔬菜為主的蔬果汁中使用水果的量須有所節制。以下是我們最愛的幾種升糖指數（見第25頁）為低到中的水果。這些水果比較不會造成血糖突升，對健康也有很大的益處，可靈活運用以增加變化。

蘋果——生蘋果汁富含抗氧化物維生素C，能促進人體免疫功能，並使細胞免於受到自由基的破壞。蘋果的皮含有豐富的槲皮素，是一種天然抗氧化劑，可以保護結腸。生蘋果汁是我最喜歡的天然甜味劑之一，和綠色蔬菜汁或根菜汁搭配起來都很美味。

梨子——是維生素B2、C、E、銅、鉀和水溶性纖維質果膠的絕佳來源。梨子有助於維持健康的膽固醇濃度，調節腸道的消化和排泄功能。梨子和綠色蔬菜汁的搭配性很高，能平衡芥藍和青花菜等比較重的蔬菜味，剛開始接觸綠色蔬菜汁的人可以加入梨子增加甜味，會更容易接受。

鳳梨——鳳梨的升糖指數與眾不同。大多數水果在果汁形式下的升糖指數都比水果本身高，但鳳梨的升糖指數是66，而鳳梨汁平均卻只有43。鳳梨含有鳳梨蛋白酵素，可幫助消化，並促進骨骼和關節的健康；此外還富含維生素和礦物質，如維生素A、B群、C，以及錳、銅和天然葉酸。鮮榨鳳梨汁的味道就像一道熱帶甜點，如果你有吃甜食的衝動，可以在蔬菜汁中加點鳳梨，我是通常還沒把鳳梨放入壓汁機，就已經先吃掉一半了！

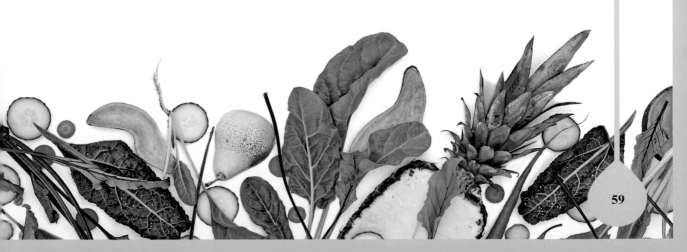

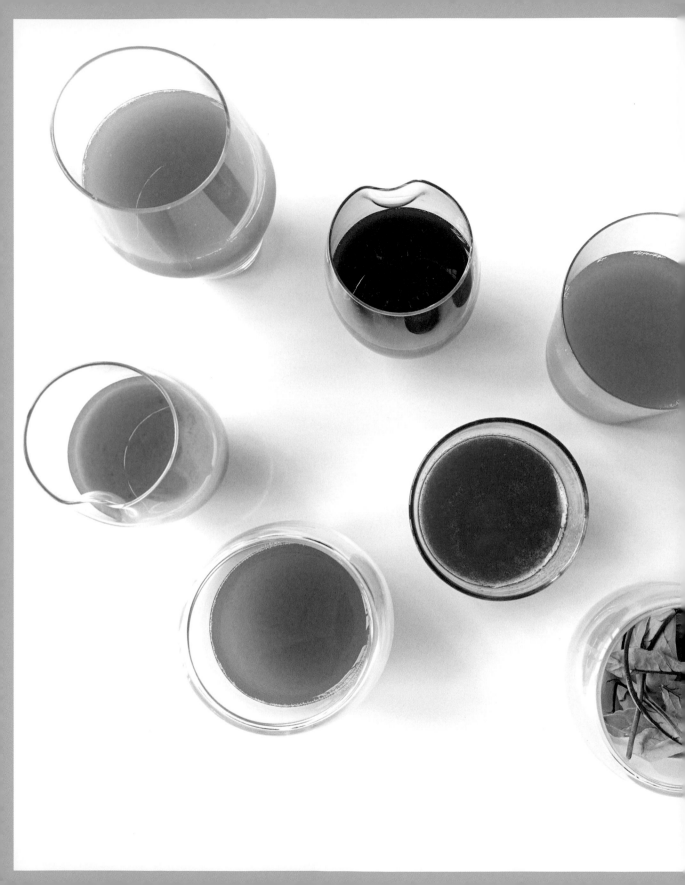

蔬果汁食譜

榨汁須知

保持乾淨
徹底清洗葉菜、香草的葉子，以及準備連皮一起榨汁的所有蔬菜水果。

壓實
一杯量的蔬果是指壓實的一杯。把菠菜和香芹壓緊，鳳梨或青花菜（連莖）切碎，讓杯子盡量裝滿。我用的是250毫升的量杯，也可以用容量相同的碗或是馬克杯。這個步驟應該超簡單的，不要偷懶。

準備
大多數水果和蔬菜都可以全部用於榨汁，有些則需要先準備一下。甜菜、草莓、蘿蔔、胡蘿蔔需先切去蒂；大蒜、洋蔥、鳳梨、奇異果、木瓜、酪梨和香瓜需去皮；柑橘類水果需去除外皮和果肉外的網狀果絡；其他水果需去莖和果核；甜椒和辣椒需去籽。辣根、薑和檸檬草等可直接使用。

慢慢來比較快
把蔬果切成入口的大小，穩定而緩慢地送進榨汁機。如果想要一次把所有蔬果全部壓進去，保證會塞住。

先乾再溼
先榨較乾的綠色葉菜和香草，再榨多汁的水果或蔬菜，讓汁液把細碎的成分沖出來。

不知道夠不夠的時候，就加蔬菜
本書的食譜都是以一般中型的蔬菜水果計量，每份食譜大約可產出500毫升（兩杯）的蔬果汁。但由於所用的蔬果大小不一，做出來的份量不一定每次都剛剛好500毫升。想要增加蔬果汁份量，可加入黃瓜、櫛瓜和萵苣等低糖但維生素和水分含高量的蔬菜。

沉澱是自然現象
蔬果汁放置一段時間會分離沉澱，只要輕輕晃動或攪拌即可。

加蓋並冷藏
榨好的蔬果汁最好在24小時內飲用完畢，飲用前要儲存在密閉容器中並冷藏。

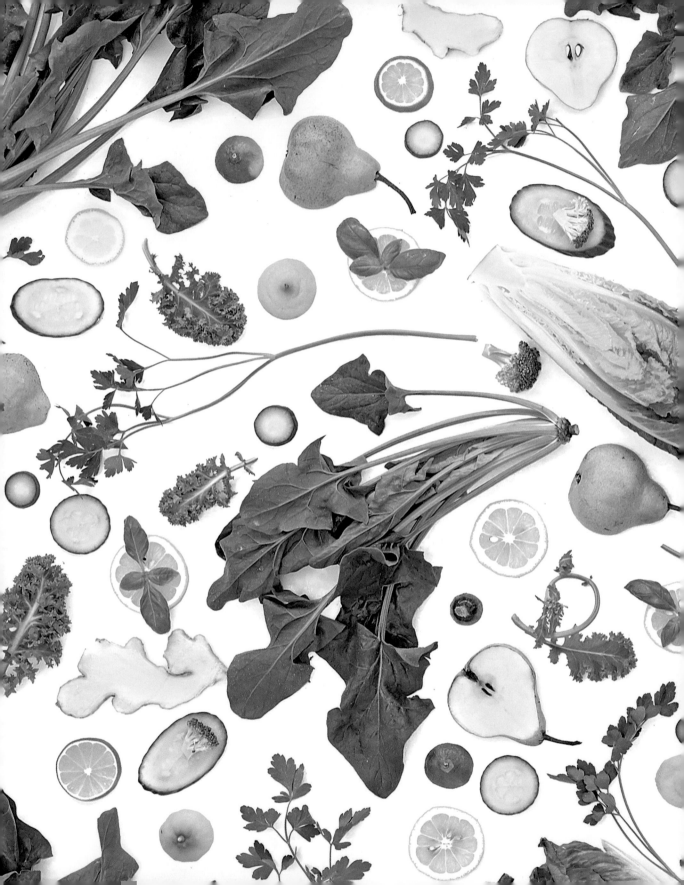

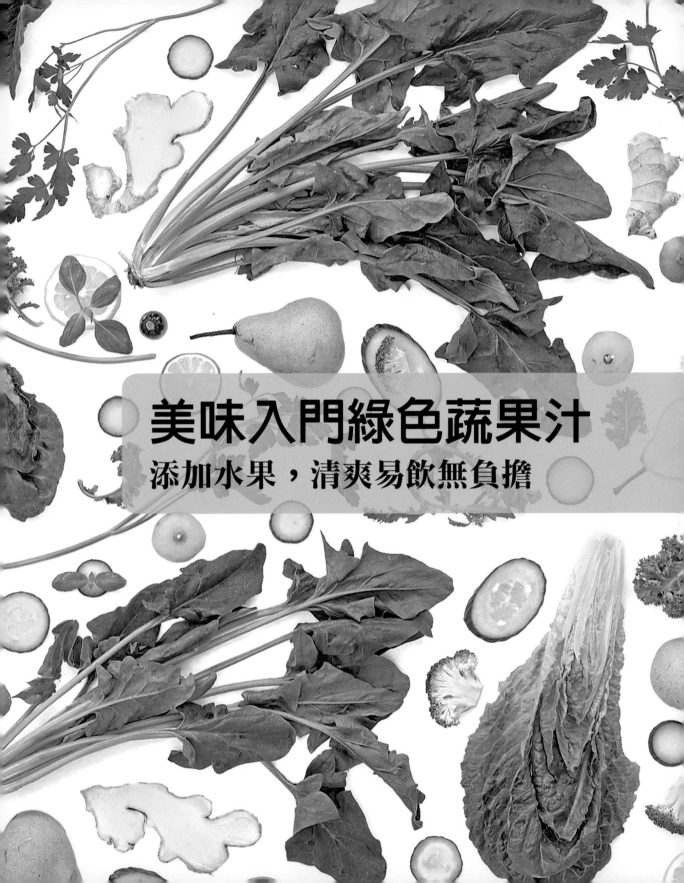

美味入門綠色蔬果汁

添加水果，清爽易飲無負擔

綠色復甦

這是一款能讓人喝得心滿意足的美麗深綠色蔬果汁，適合一天中的任何時刻，特別是運動過後。因為奇亞籽很容易沉積在底部，如果榨完汁沒有馬上喝，記得飲用前要先搖勻。椰子水和奇亞籽充滿了蛋白質和電解質，能補充流汗時流失的重要礦物質如鈉、鉀和鎂。葉綠素豐富的蔬菜也有助於消除乳酸堆積。

3杯葉用甜菜｜3杯長葉萵苣｜2杯切碎的青花菜（連花帶莖）｜
1杯椰子水｜1大匙奇亞籽｜1撮喜馬拉雅鹽

海邊的大力水手

卜派很懂得吃什麼來增加健康的能量，而菠菜就是維生素A和鐵的重要來源。我想這款溫和好喝的綠色蔬果汁應該就是卜派度假會喝的飲料吧。

1杯菠菜｜3-4朵青花菜（連花帶莖）｜2根西洋芹｜
¼杯香菜｜¼杯椰子水｜1根黃瓜

小紅蘿蔔綠色蔬果汁

小紅蘿蔔可刺激膽汁分泌，有助於解毒；也可替代蔓越莓汁舒緩尿道感染的不適，糖分又比蔓越莓汁低很多。這款略帶甜味的蔬果汁添加了豆芽的蛋白質，不僅能提高體內鹼性，還能提神。

½杯小紅蘿蔔｜½杯苜蓿芽或葵花籽芽｜1顆紅蘋果（去梗）｜1杯葉用甜菜｜1根黃瓜

綠色椰子汁

哈利·尼爾森（Harry Nilsson）和巴哈人（Baha Men）的歌裡有這麼一句：「把萊姆加進椰子裡，一起喝掉。」不過我們忍不住要再加一些綠色蔬菜和一點檸檬草進來。這款美味的綠色蔬果汁不但會挑逗你的味蕾，還能幫身體補水、排毒，提高體內的鹼性。閉著眼睛喝，你會以為到了泰國。

1顆梨子（去梗）
1杯芥藍
¼顆萊姆（去掉皮和果絡纖維）
1根檸檬草
1根黃瓜
¼杯椰子水

熱帶綠色蔬果汁

鳳梨加上綠色蔬菜，有相輔相成的效果。這款優秀的蔬果汁含有豐富的維生素C和抗氧化劑，而且老少咸宜，從8歲到80歲的人都會喜歡喝。對於關節炎患者具有抗炎的功效。

4杯芥藍｜3杯青花菜（連花帶莖）｜4杯菠菜｜2-3根西洋芹｜1又½杯去皮切塊的鳳梨（保留鳳梨芯）

性感綠色蔬果汁

這款清新甜美的綠色蔬果汁是我們最暢銷的冷壓蔬果汁的DIY版。一般能提高身體鹼性的蔬菜通常不是那麼美味，但加入梨子和羅勒後，味道會變得非常均衡。這是我日常飲用的蔬果汁，會讓你一整天精力充沛。

½顆結球萵苣｜1又½顆梨子（去梗）｜1杯菠菜｜1杯芥藍｜4朵青花菜（連花帶莖）｜½杯羅勒｜1根黃瓜

綠橙雙色汁

酸酸甜甜的綠色蔬果汁。粉紅色葡萄柚的酸和柳橙的甜，可壓過芥藍和菠菜的風味。如果你剛開始嘗試綠色蔬果汁，又喜歡柑橘的味道，從這款開始是最適合的。你一旦習慣了綠色蔬果汁的味道，一定會想往蔬菜含量更高的方向邁進。

4根較小的胡蘿蔔｜1杯菠菜｜1杯芥藍｜1顆柳橙（去皮）｜1顆粉紅葡萄柚（去皮和果絡纖維）

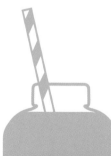

專家建議

柑橘類水果的皮和果絡很苦，榨汁前須先去除。

都市排毒汁

這款蔬果汁中的茴香和西洋芹對消化道有很強的排毒功效，而所用的蔬菜和水果都富含抗氧化劑和維生素。黃色甜椒一定要用成熟的，才能得到最多量的維生素C。

4大片長葉萵苣
½顆黃色甜椒（去芯去籽）
½杯芥藍
1顆酸的青蘋果
1顆甜的紅蘋果
½顆茴香
4根西洋芹
1杯菠菜
2.5公分的生薑塊（不去皮）
¼顆檸檬（去皮和果絡）
½根黃瓜

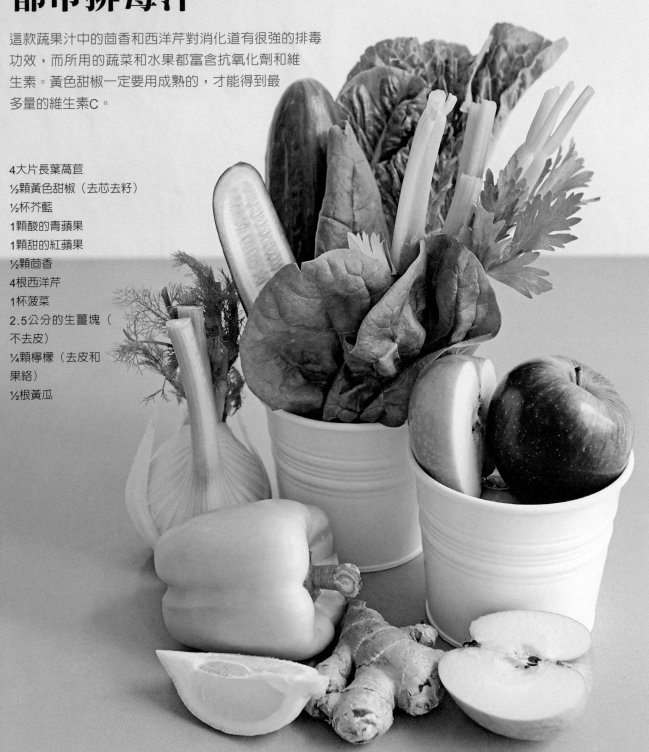

綠色西瓜汁

這款蔬果汁非常清淡舒爽，最適合夏
天！如果你想喝點甜的，這是最
好的選擇，而且還能順便喝到
芥藍和黃瓜的營養。

½杯新鮮薄荷
1杯芥藍
2杯西瓜（削皮去籽並切塊）
1根黃瓜

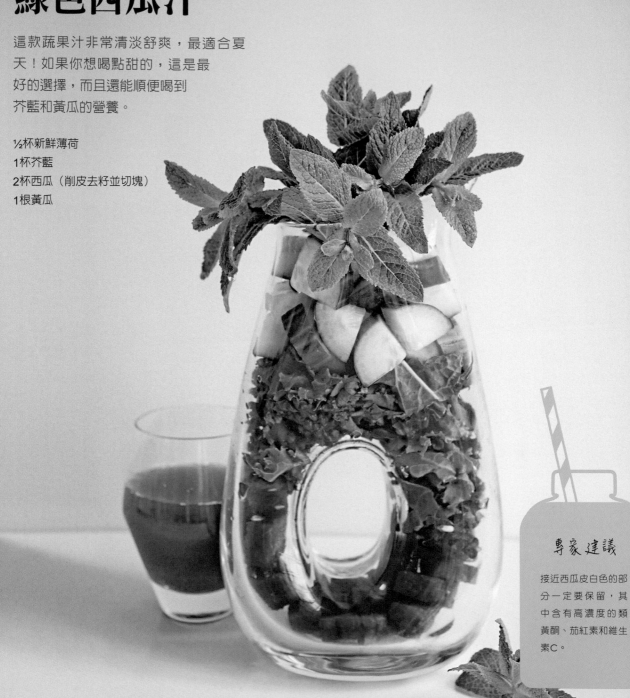

專家建議

接近西瓜皮白色的部
分一定要保留，其
中含有高濃度的類
黃酮、茄紅素和維生
素C。

綠色光采

這款以香菜、茴香和蘋果為基底的蔬果汁，風味非常香甜順口。我們的營養治療師伊芙（見第12頁）特別以皮膚健康為考量設計了這款蔬果汁，飲用幾天之後，身旁的人絕對會注意到你的光采！

1杯青花菜（連花帶莖）｜1杯茴香｜2杯菠菜｜2顆蘋果（去梗）｜
½杯香菜｜1杯黃瓜（切塊）

補腦綠色蔬果汁

這款溫和、味甜的綠色蔬果汁含有大量葉酸，有助於促進大腦的認知功能。

4根西洋芹｜2顆梨（去梗）｜2杯芥藍｜2.5公分的生薑（不去皮）｜1杯葉用甜菜｜1根胡瓜｜½顆萊姆（去皮和果絡）

喝的沙拉

這款翡翠色的微甜果汁用的食材種類很多，可以一次做出較多的份量，保存在幾個空瓶裡連續喝上兩天。試試看早晨起床後空腹喝，或在下午當作點心喝。

2顆蘋果（去梗）｜½顆長葉萵苣或巴達維亞萵苣（或2顆嫩羅曼萵苣）｜1杯芥藍｜½杯香芹｜1條新鮮的青辣椒（去籽）｜¼杯薄荷｜½顆萊姆（去皮和果絡）｜1條大黃瓜

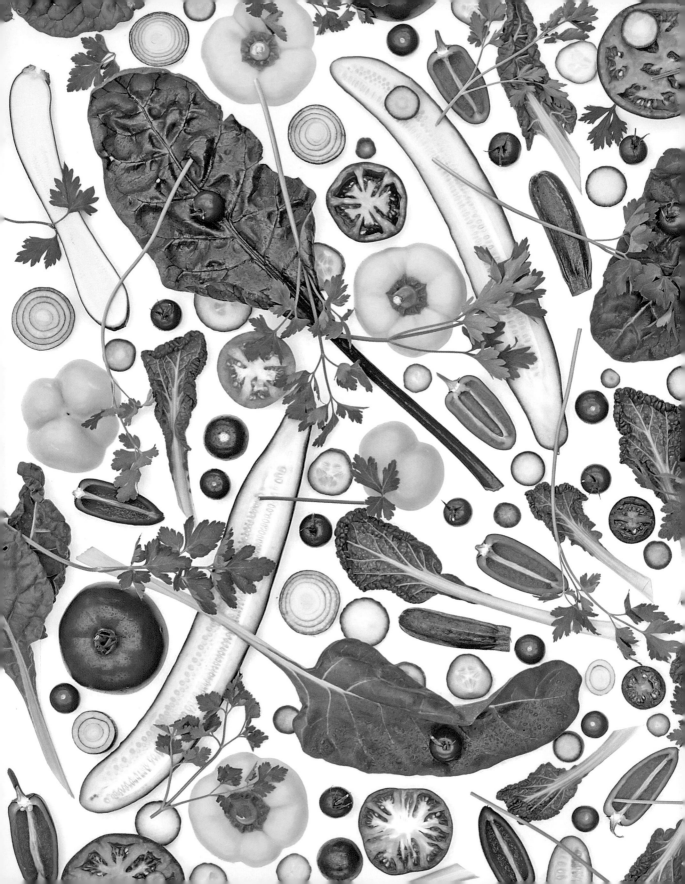

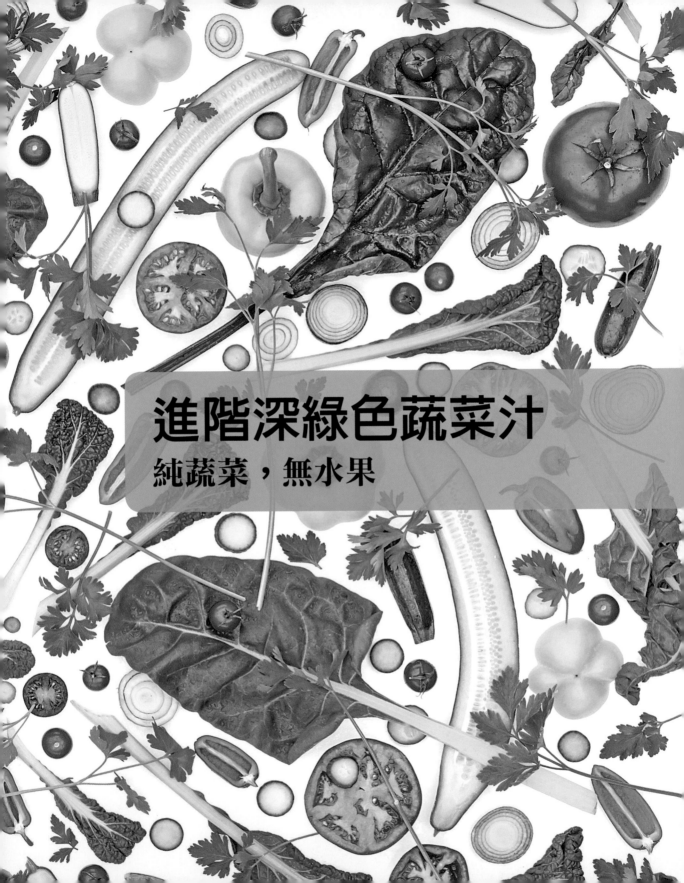

進階深綠色蔬菜汁

純蔬菜，無水果

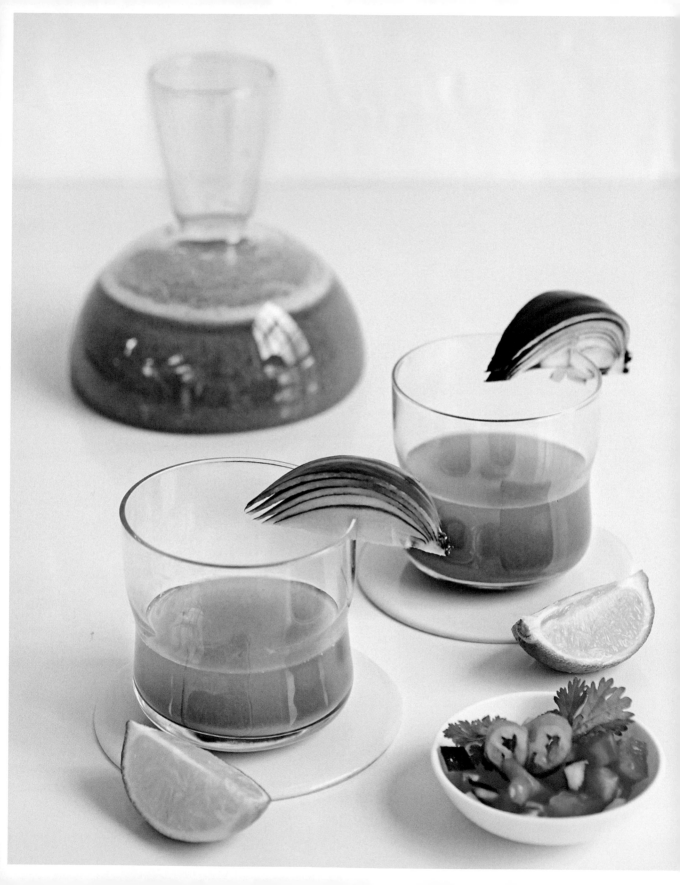

墨西哥辣妹蔬菜汁

我千方百計想把紅洋蔥加進蔬果汁中，因為我深愛紅洋蔥對健康的好處，但不愛吃生的紅洋蔥。洋蔥能抗發炎、抗菌，並含有植物化合物槲皮素，有報導指出可幫助對抗癌症。我們在研究食譜的時候，一嘗到這個配方，大家忍不住互相擊掌——它就是這麼好喝！你可以把它想成是西班牙涼菜湯（gazpacho）的蔬果汁版本。我喜歡在晚上的淨化療程中喝這款果汁，因為它相當鹹，可和我白天偏好的甜味蔬果汁有所區隔。如果想要再辛辣一點，可以保留辣椒籽，我就是這樣做的！

1顆沙拉番茄｜1根綠辣椒｜1杯香菜｜½顆紅洋蔥（去皮）｜1又½根黃瓜｜½顆萊姆（去皮和果絡）

彩虹鹹味晚餐

這是準備開始嘗試無水果蔬菜汁時很好的入門飲料。你會發現甜椒和胡蘿蔔對這款蔬菜汁的整體甜度有出乎意料的貢獻，而黃瓜和長葉萵苣的溫和風味更使這款蔬果汁令人驚豔。

1顆長葉萵苣｜½顆黃色或紅色甜椒（去芯去籽）｜½杯香芹｜4根胡蘿蔔｜½條黃瓜

⏰ 香草菜園

不論菜味再怎麼重的蔬菜汁，要讓它變得超級美味有一個大絕招，就是加入新鮮的香料植物。新鮮香料植物也是維生素K和抗氧化劑的絕佳來源。試試看把你傍晚或晚餐後原本要喝的那杯咖啡換成這款蔬果汁（加一點櫻桃汁），你會一夜好眠。

5杯菠菜｜4杯長葉萵苣｜5杯芥藍｜3杯青花菜（連花帶莖）｜1杯香芹｜1杯羅勒｜8大匙鮮榨檸檬汁

義式饗宴

我們把這款蔬菜汁歸類為美味的進階蔬菜汁。但要先說明的是，如果你是剛接觸蔬菜汁、或者口味接受度低的人，最好不要第一次就嘗試這款蔬菜汁。大蒜加上羅勒，會構成強大的衝擊力。但不用怕在蔬菜汁裡加大蒜。大蒜含有大量的硫化合物，研究證明有助維持健康血壓。

4片長葉萵苣｜1顆黃甜椒（去芯去籽）｜1杯菠菜｜½杯新鮮羅勒｜¼顆紅洋蔥（去皮）｜1瓣大蒜（去皮）｜1杯小番茄｜1根櫛瓜

⫶⊞⫶ 健身燃料

甜菜已證實能增加運動期間的耐力和力量，幫助你鍛鍊時更有效率。這款蔬菜汁帶著幾分生薑的辛辣，再加上小黃瓜和綠色葉菜，一整杯都是滿滿的能量補給，是運動前儲備耐力的完美飲料。

2杯甜菜（洗淨、修剪、切碎）｜2杯芥藍｜2杯菠菜｜5公分的生薑（不去皮）｜2杯小黃瓜（切碎）

辣甜菜沙拉汁

芽菜、哈拉貝紐辣椒（jalapeño）、甜菜和綠色葉菜，搭配出這款非常有趣、風味複雜的蔬菜汁。如果你不喜歡甜菜的土味，喝這款蔬果汁剛剛好，因為其他材料的強烈風味會蓋掉土味，讓味道醇厚順口。這些材料清洗、準備起來份量非常龐大，看著眼前這一堆生菜奇蹟般地壓縮成一杯蔬菜汁，那一杯裡面都是你要攝取的營養，真是讓人大開眼界。我喜歡加點喜馬拉雅鹽，補充微量礦物質並提味。

2顆甜菜（洗淨並修剪）｜3-4片長葉萵苣｜¼杯苜蓿芽｜¼杯芥藍｜2.5公分的生薑（不去皮）｜½根哈拉貝紐辣椒（去籽）｜½根黃瓜｜¼顆檸檬（去皮和果絡）｜¼杯過濾水｜1撮喜馬拉雅鹽

芥藍瑪麗 ▶

這是血腥瑪麗的處女版本。蔬菜有助於消除毒素和鹼化身體，
而鮮山葵含有的硫代葡萄糖苷能和蘋果醋一樣幫助肝臟解毒。
芥藍瑪麗萬歲！

1杯芥藍｜2顆沙拉番茄｜3根西洋芹｜1條黃瓜｜
1片新鮮的辣根（不去皮），約1公分厚（可依所需辣度自行調整）｜
辣椒少許｜黑醬油少許｜1茶匙蘋果醋

鹹味綠色蔬菜汁

甜豌豆是我最喜歡的零食之一，因為它很甜、口感脆又富含維生素。甜
豌豆能為這款補水的蔬菜汁增添驚人的甜味。我喜歡在跑步後消耗大量
體力時飲用這款蔬菜汁，其中的芹菜充滿了補水的電解質，西洋菜和生
薑的辛辣味則會讓人神清氣爽。

3根西洋芹｜½杯甜豌豆（約10條）｜½杯西洋菜｜2.5公分的生薑（不去皮）｜1條黃
瓜｜½顆萊姆（去皮和果絡）｜辣椒少許

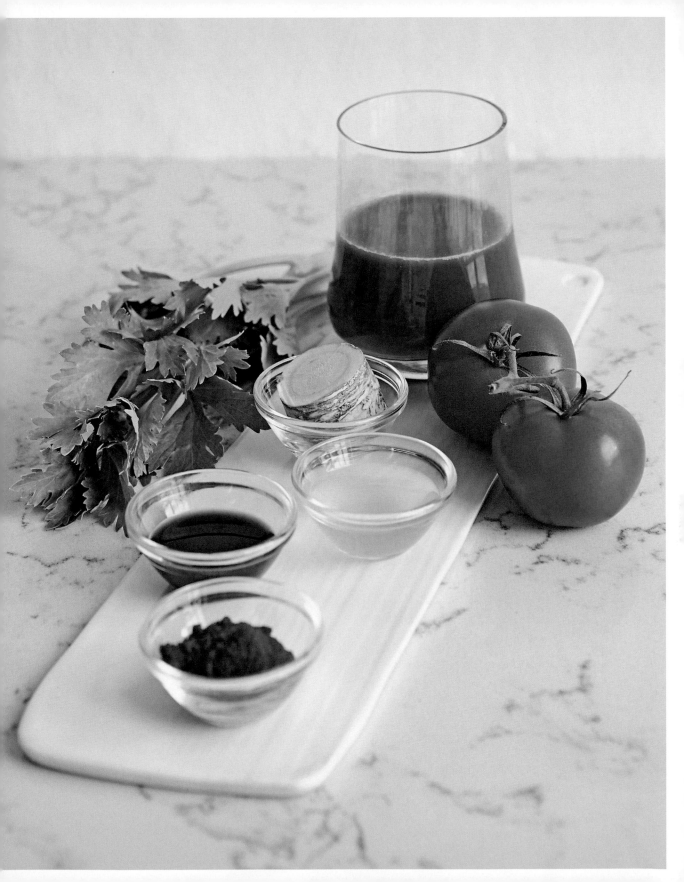

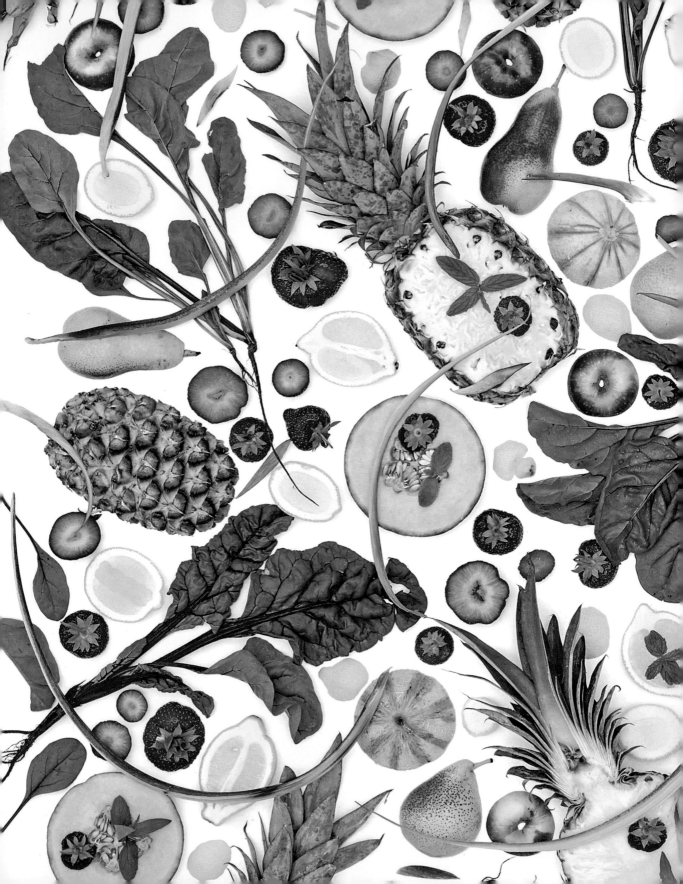

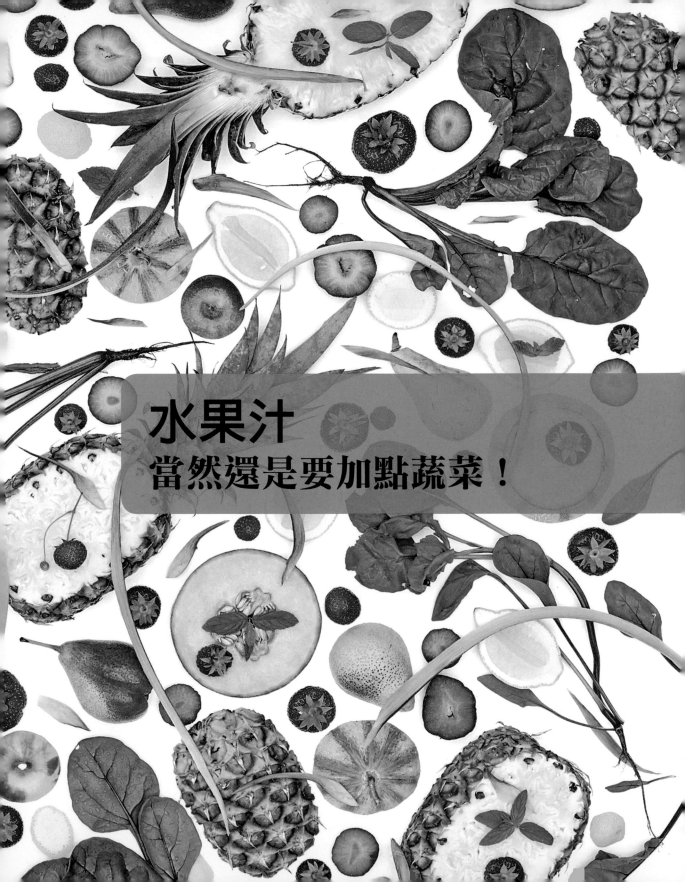

水果汁

當然還是要加點蔬菜！

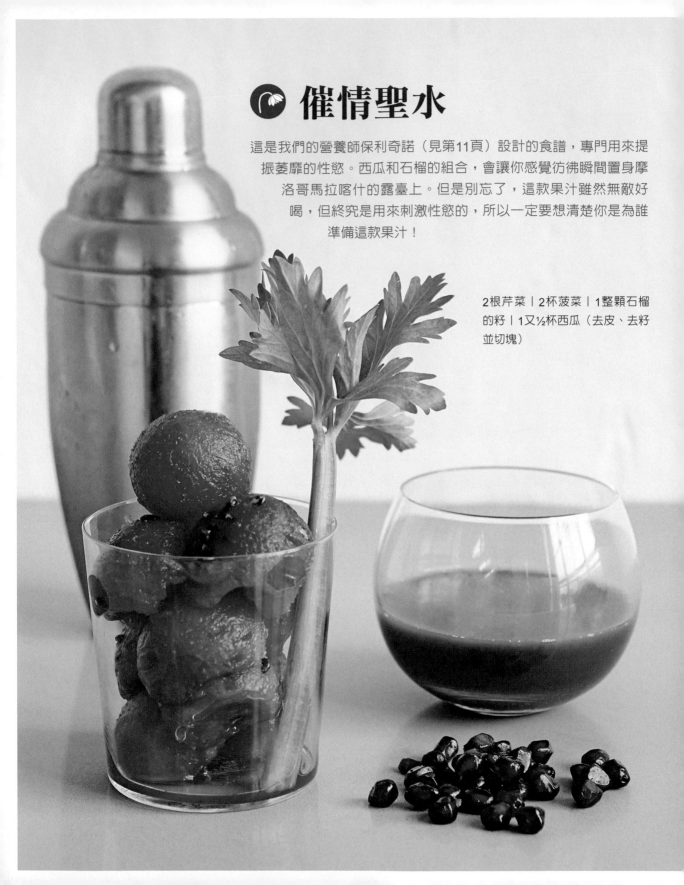

催情聖水

這是我們的營養師保利奇諾（見第11頁）設計的食譜，專門用來提振萎靡的性慾。西瓜和石榴的組合，會讓你感覺彷彿瞬間置身摩洛哥馬拉喀什的露臺上。但是別忘了，這款果汁雖然無敵好喝，但終究是用來刺激性慾的，所以一定要想清楚你是為誰準備這款果汁！

2根芹菜｜2杯菠菜｜1整顆石榴的籽｜1又½杯西瓜（去皮、去籽並切塊）

❀ 甜椒果漾

製作這款果汁最困難的地方在於，要忍著不能把覆盆子在放進榨汁機之前吃光光！這款果汁有華麗的紅色，既酸又甜。甜椒富含抗氧化劑維生素C，再加上覆盆子，整杯充滿了威力強大的植物營養素。如果你是因為聽了亨麗埃塔·諾頓營養治療師的建議（見第38-39頁），為了加強生育能力而喝這款果汁，不妨加入一些酪梨和瑪卡，做成美味的冰沙！

榨完紅甜椒和覆盆子後，把剩餘的果漿放進榨汁機，然後加入富含水分的櫛瓜再榨一次，把殘留的蔬果成分都沖出來。

1顆紅甜椒（去芯、去籽）｜1杯覆盆子｜2條櫛瓜｜萊姆汁少許

神奇FAB（茴香蘋果甜菜汁）

這款甜而樸素的果汁具有神奇的解毒功效。無論你是忙了一夜，還是覺得快要感冒了，這款果汁都能幫你重新調整身體。甜菜、西洋芹和生薑組合起來的風味很棒，再由茴香和水果賦予明顯的甜味。這款果汁排毒又利尿，所以喝完之後，最好再喝一杯水！

1顆梨子（去梗）｜1顆甜蘋果（去梗）｜1小顆甜菜（洗淨、修剪）｜½顆茴香｜4根西洋芹｜½顆長葉萵苣｜2.5公分的生薑（不去皮）

泰式甜瓜亮采汁 ▶

不管夏天還是冬天，我都喜歡喝這款果汁。夏天喝能讓身體感覺立刻降溫，快速補充維生素，冬天喝則能提振心情，遙想溫暖的太陽。這款果汁很清淡，雖然沒有什麼排毒功效，但還是能補充大量的胡蘿蔔素和抗氧化劑。

½顆哈密瓜（削皮、去籽）｜1又½條小黃瓜｜1根檸檬草｜¼杯香菜｜¼杯椰子水

鳳梨能量

小麥草的味道有些人很愛，有些人很討厭。即使是多年飲用小麥草汁的我也必須承認，我不是很喜歡小麥草的味道，雖然它確實會讓我像剛喝完濃縮咖啡一樣精神抖擻。小麥草是自然界最強效的療癒食材之一，因為它富含葉綠素（見第20頁）、維生素A、B群、C、E和K，此外含有大量胺基酸，這是構成蛋白質的成分。這款果汁混合了小麥草汁（如果找不到新鮮的小麥草，可用小麥草粉代替）和甜味強烈的鳳梨，能帶來飲用熱帶果汁的體驗和享受。

1杯小麥草（約¼個栽植盤的量，沿培養土表面割下），或1茶匙小麥草粉加¼杯水｜2杯去皮切碎的鳳梨（保留鳳梨芯）

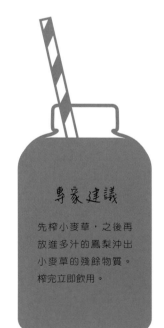

專家建議

先榨小麥草，之後再放進多汁的鳳梨沖出小麥草的殘餘物質。榨完立即飲用。

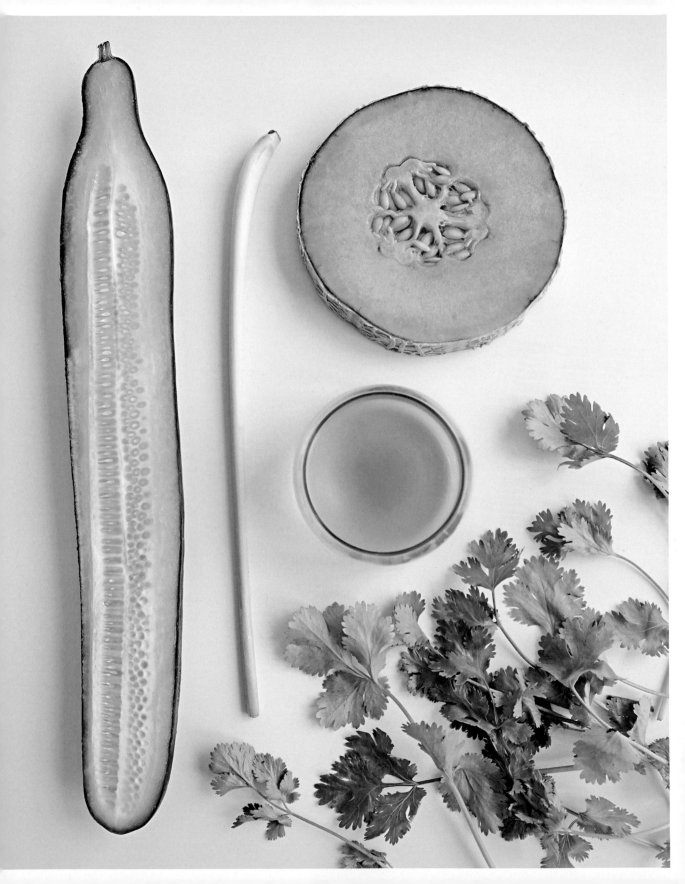

香辣檸檬水

這是PLENISH冷壓香辣檸檬水的DIY版本。要榨出辣椒汁可能需要2到3根辣椒，視榨汁機的功率而定。我們的冷壓香辣檸檬水是用強力冷壓機榨取，雖然只用到½根辣椒，但可以提取出大量的辣椒汁，因此果汁顏色會比家用榨汁機榨出來的更鮮豔。檸檬和萊姆所含的維生素C比柳丁多，可以增進免疫力，辣椒則能加強新陳代謝。

1顆檸檬（去皮和果絡）｜½顆萊姆（去皮和果絡）｜1-2根紅辣椒（去籽）｜1大匙龍舌蘭蜜｜400毫升（1又⅔杯）過濾水

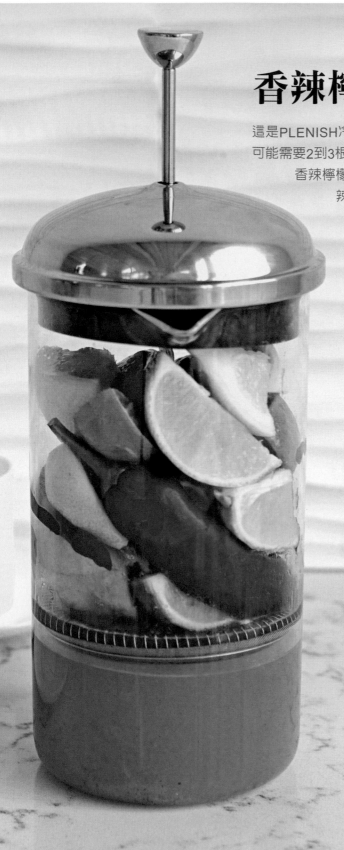

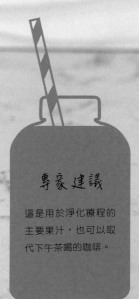

專家建議

這是用於淨化療程的主要果汁，也可以取代下午茶喝的咖啡。

⊚ 壓力剋星

這款果汁以奇異果和柳丁為基礎,所以喝起來水果味比蔬菜味明顯得多,但不要懷疑,這裡面其實藏了2杯葉用甜菜和西洋芹,是一座充滿了營養的發電廠。奇異果含天然血清素,有安撫精神的作用。柳丁富含維生素C,有助於調節皮質醇濃度(壓力大時腎上腺產生的激素)。最後,西洋芹含有一種稱為苯酞的植物營養素,對身體有鎮定效果。如果你壓力很大,並發現自己開始吃甜食或其他不健康的的食物,先試試看喝這款果汁吧──至少比較健康,也能幫助你減輕(而不是加重)心理負擔。

2杯葉用甜菜│2根西洋芹│3顆奇異果(去皮)│2顆柳丁(去皮)

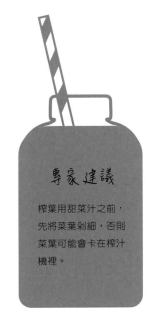

專家建議

榨葉用甜菜汁之前,先將菜葉剁細,否則菜葉可能會卡在榨汁機裡。

薄荷蘋果汁

很少人不喜歡這樣的果汁,而且我們敢打賭每個孩子都會愛上這款果汁!粉紅色再加上甜甜的味道,能夠輕輕鬆鬆讓孩子(或蔬菜汁新手)攝取到大量綠色蔬菜和香料植物的營養。

2顆蘋果│4根西洋芹│½杯薄荷葉│1杯草莓(去蒂)

草莓大黃蔬果塔 ▶

這款果汁又酸又甜，加上具有抗發炎作用的肉桂，風味獨特，會令人上癮。我經常把它當作早午餐的「甜點」，眾人一起享用時很容易成為話題的焦點。

1根櫛瓜 | 4根大黃 | 2顆蘋果（去梗）
| ½杯草莓（去蒂） | ½茶匙肉桂粉

藍黑色沙拉

這款果汁美味而香甜，適合在懶散的早晨飲用，只有兩種食材要清洗。藍莓和菠菜都是植物界中抗氧化功效最強大的，在這款果汁中構成了強效組合。

½杯藍莓 | 1顆蘋果（去梗去核） | 1杯菠菜 | ½杯椰子水

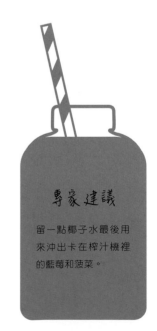

專家建議

留一點椰子水最後用來沖出卡在榨汁機裡的藍莓和菠菜。

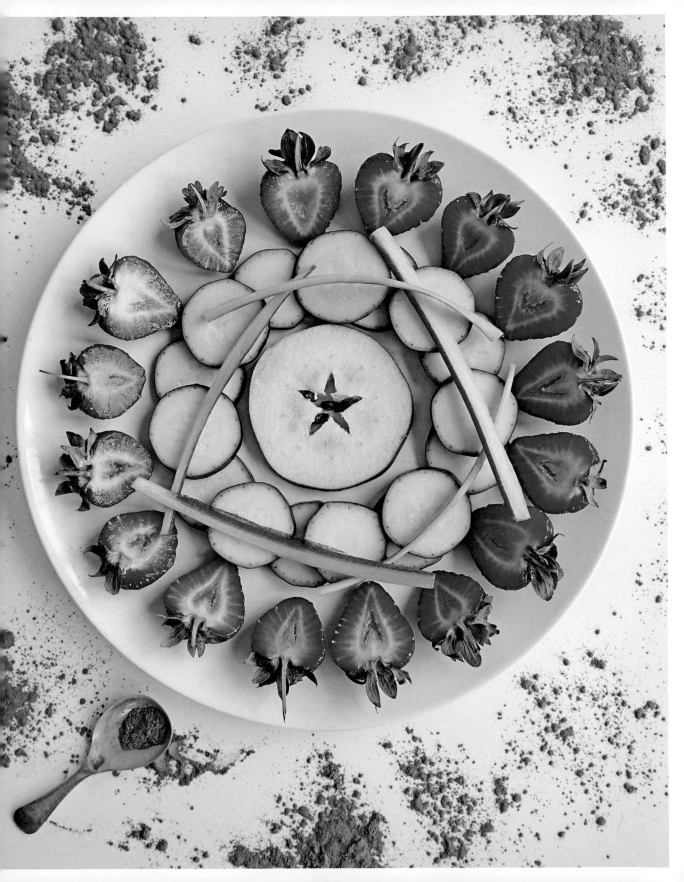

鳳梨蘋果薄荷薑汁

這杯讓人喝了立刻神清氣爽的飲料堪稱青春之泉，含有豐富的維生素A，有助於維持健康的皮膚和頭髮，以及大量的維生素C（我們的超級抗氧化劑），能維護免疫系統，幫助細胞承受氧化壓力，讓你除了外表年輕，感覺也健康。這是PLENISH冷壓蔬果汁系列產品「鳳梨平方」（Pineapple Squared）的自製版本，但我加了一點生薑以加強排毒功效，而且搭配起來味道真的很好！

1顆甜的紅蘋果（去梗）
1顆酸的青蘋果（去梗）
2.5公分的生薑（不去皮）
¼杯新鮮薄荷
2杯去皮切塊的鳳梨（保留鳳梨芯）

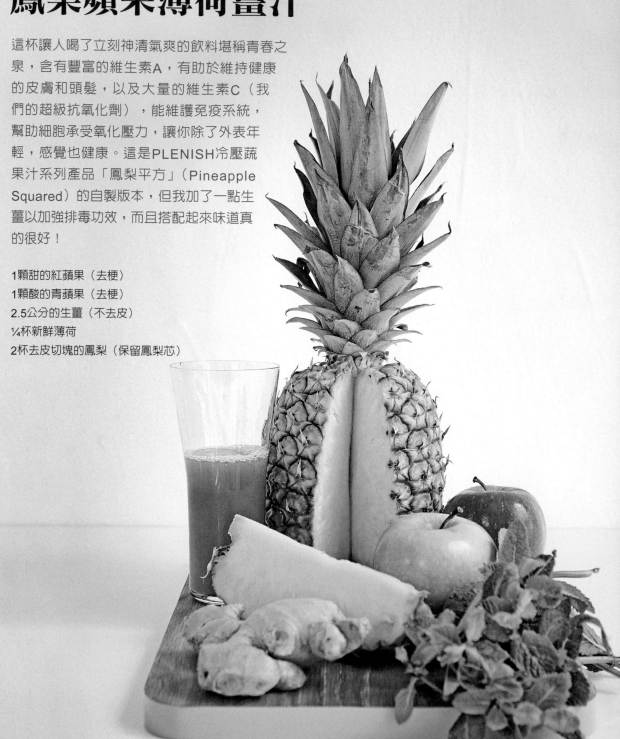

饞嘴剋星

想減重，或是尋找健康的甜食替代品嗎？這款清新美味又多汁的冰沙，適合一天中的任何時侯飲用。葡萄柚有助於脂肪在體內的分解，而酪梨裡的油酸（一種單不飽和脂肪酸）能讓你有飽足感，同時保持血糖平衡。

把青花菜、葡萄柚和胡蘿蔔一起榨汁，然後和酪梨一起用攪拌機打勻。

4-5朵含莖的青花菜｜2顆粉紅色葡萄柚（去皮和果絡）｜2根胡蘿蔔｜½顆酪梨（去皮、去核後切塊）

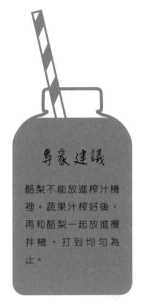

專家建議

酪梨不能放進榨汁機裡。蔬果汁榨好後，再和酪梨一起放進攪拌機，打到均勻為止。

黃瓜蘋果薄荷薑汁

這是左頁果汁的姊妹花。鮮榨蘋果汁含有豐富的抗氧化劑，黃瓜則有大量的維生素B群和電解質，可以補充人體所需的多種營養素，整體非常清新可口。

2顆甜蘋果（去梗）｜1公分的生薑（不去皮）｜¼杯薄荷｜1根黃瓜

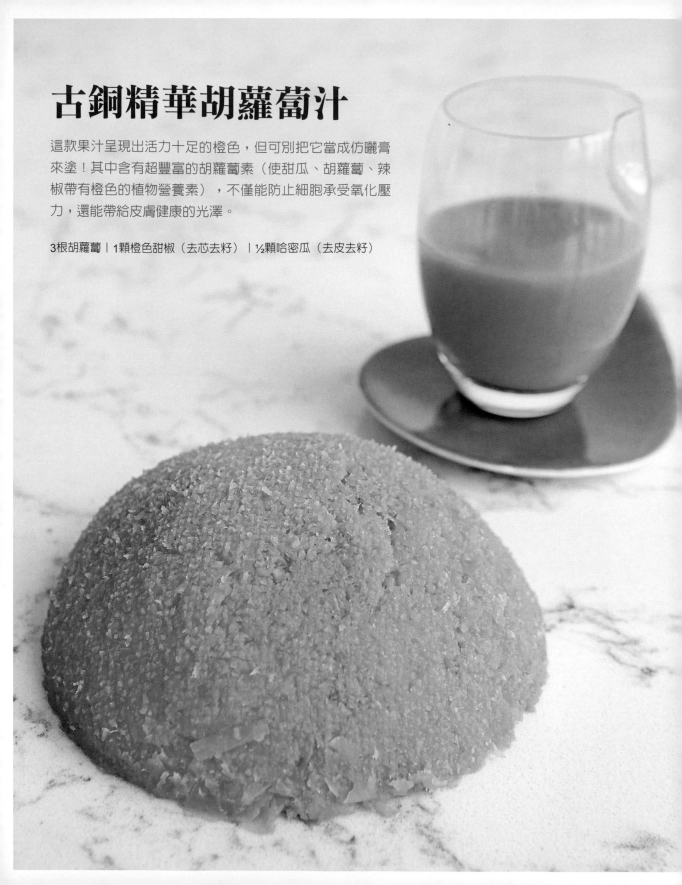

古銅精華胡蘿蔔汁

這款果汁呈現出活力十足的橙色，但可別把它當成仿曬膏來塗！其中含有超豐富的胡蘿蔔素（使甜瓜、胡蘿蔔、辣椒帶有橙色的植物營養素），不僅能防止細胞承受氧化壓力，還能帶給皮膚健康的光澤。

3根胡蘿蔔｜1顆橙色甜椒（去芯去籽）｜½顆哈密瓜（去皮去籽）

膽固醇警察

由尼格瑪‧塔里布醫師（見第13頁）設計的這款果汁能對抗壞膽固醇，有濃烈的蘋果、胡蘿蔔和羅勒味。胡蘿蔔的甜和青蘋果的酸混合在一起，造就出這款順口、均衡的果汁。薑黃的味道有點辛辣，所以剛開始先用一小撮就好，等你習慣了它的味道之後再慢慢增加。

3根胡蘿蔔｜1杯羅勒｜1杯菠菜｜2顆青蘋果（去梗）｜1小撮薑黃粉

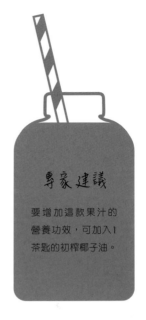

專家建議

要增加這款果汁的營養功效，可加入1茶匙的初榨椰子油。

葡萄蔬菜汁

我覺得身體虛弱的時候喜歡喝薑汁，雖然薑汁有時候會讓你覺得腦袋好像快要爆炸了（不過是舒服的感覺）。最近一次去加州時，我嘗到生薑加葡萄汁，激發了我創造這款果汁的靈感。雖然生薑和葡萄口味都很重，但是黃瓜和梨子可以中和生薑的辛辣，所以整體還是很美味。葡萄所含的多酚類植物營養素，已證明有預防癌症的效用，而生薑具有強大的抗菌效果，所以虛弱的時候來一杯，能助你快快恢復。

1顆梨子（去梗）｜2杯芥藍｜1杯綠葡萄｜2.5公分生薑（不去皮）｜1又½條黃瓜

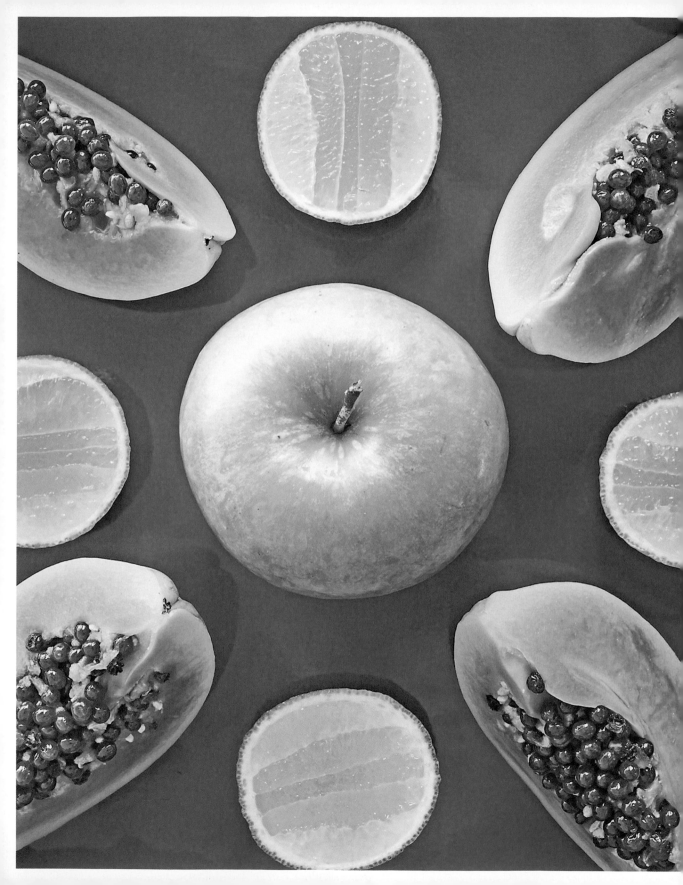

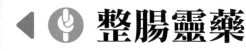

整腸靈藥

對都市人來說，木瓜可能代表了熱帶假期的意象，而這款由木瓜、胡蘿蔔和萊姆組合而成的果汁，簡直充滿了度假的歡樂。菠菜讓果汁多了點清新感，並略微降低甜度。說到假期，我們知道旅行的時候常常會便祕，而這款果汁正是營養治療師加布里耶拉（見第12頁）設計的靈藥，可促進消化系統蠕動，緩解便祕。

½顆木瓜（去皮去籽）｜2顆蘋果（去梗）｜4根胡蘿蔔｜2杯菠菜｜¼顆萊姆（去皮和果絡）

薑黃通寧

這是一款味道酸酸甜甜、可以抗發炎又能提高免疫力的果汁。先榨水果和香芹，加水，然後再酌量加入薑黃——剛開始先加一小撮，等習慣它的味道之後再慢慢加到1/2茶匙。薑黃會徹底改變果汁鮮綠的顏色，但不要擔心，因為柳橙和檸檬汁有天然的防腐效果，可以保證果汁存放在冰箱裡三到四天不變質。

1顆柳橙（去皮）｜½顆檸檬（去皮和果絡）｜¼杯香芹｜¾杯水｜適量薑黃粉

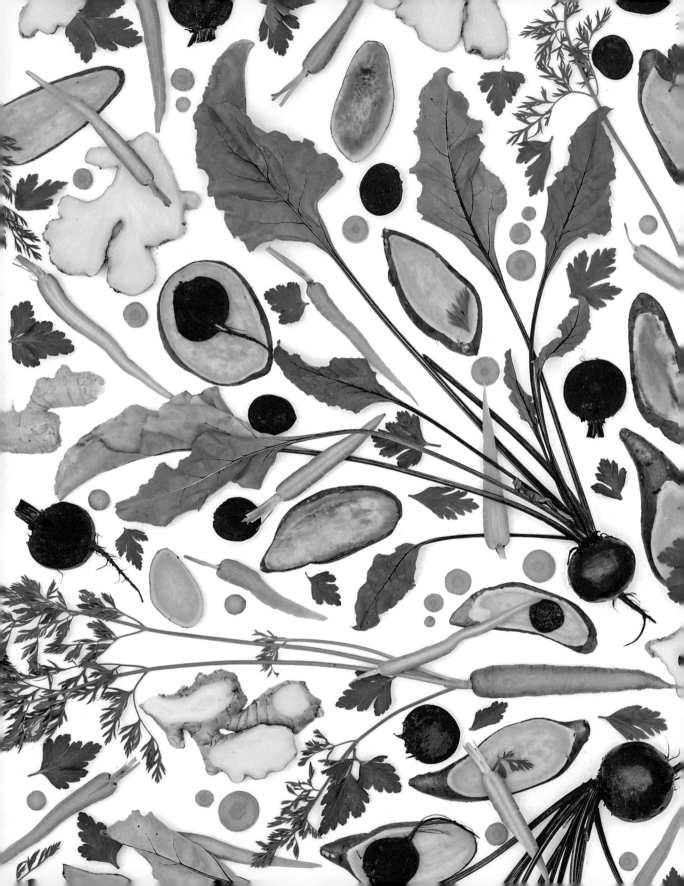

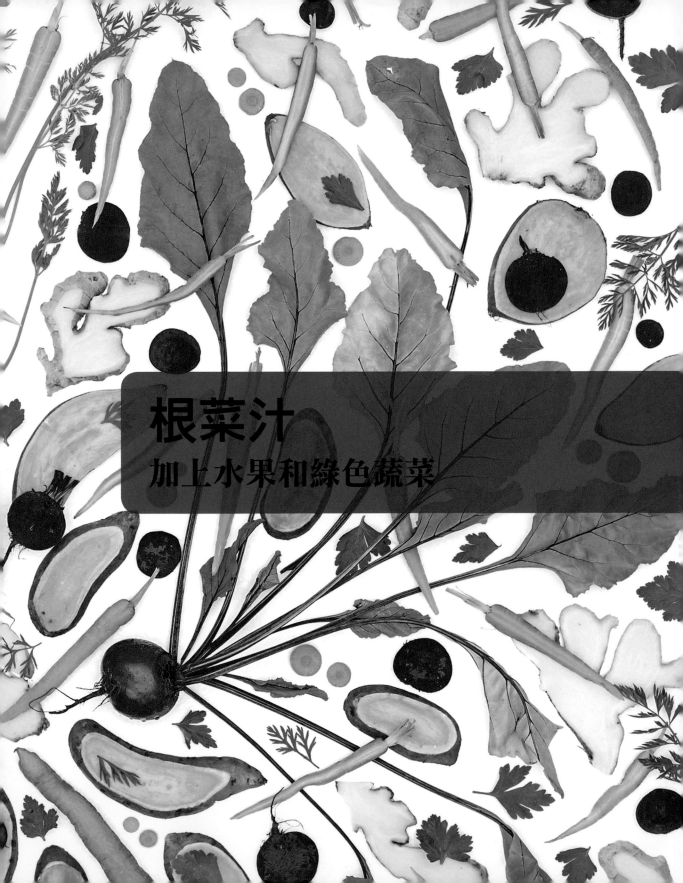

根菜汁

加上水果和綠色蔬菜

地瓜蘋果汁

這是PLENISH冷壓蔬果汁系列
裡的「地瓜派」DIY版。這款
根菜汁有地瓜的味道，又可
提供豐富的維生素A和C。事
實上，一杯地瓜蘋果汁就含有
維生素A和C每日建議攝取量的
100%。它也能提供很大的飽足
感，可作為正餐的替代品。

2顆地瓜
3個蘋果（去梗）
½茶匙肉桂粉
少許肉荳蔻粉

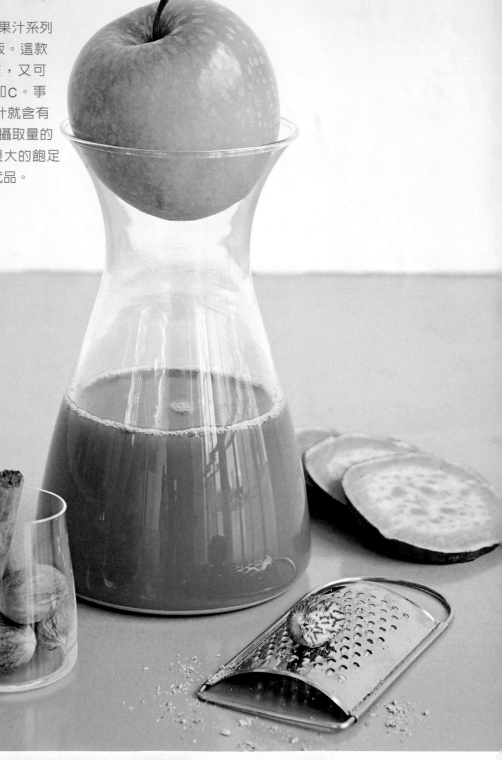

♀ 護肝蔬果汁

這是一款重量級的排毒果汁，一杯中含有六顆甜菜以和大量的芥藍，能大力協助肝臟的排毒工作。我前面已經說過了，現在要再強調一遍：甜菜汁不要牛飲。請慢慢喝，咀嚼後再吞下。

6顆甜菜（洗淨、修剪）｜3杯芥藍｜4根胡蘿蔔｜¼顆檸檬（去皮和果絡）

胡蘿蔔素纖體汁

這是地瓜蘋果汁（見左頁）的輕量化版本，其中充滿了 β-胡蘿蔔素、維生素A和C，可增進免疫力並幫助身體抗氧化。

2顆地瓜｜4根胡蘿蔔｜½顆哈密瓜（剝皮去籽）

超級甜菜汁

這是專為喜愛甜菜汁的人設計的，有強烈的甜菜味。因為甜菜汁是非常有效的解毒劑，所以應該慢慢喝，喝得太快可能會覺得不舒服。補充一點，喝過甜菜汁之後，大便會在一、兩天內呈現紅色或粉紅色，不用擔心。

2顆小甜菜（洗淨、修剪）｜4根胡蘿蔔｜¼顆萊姆（去皮和果絡）｜2.5公分的生薑（不去皮）｜¼杯水或石榴汁

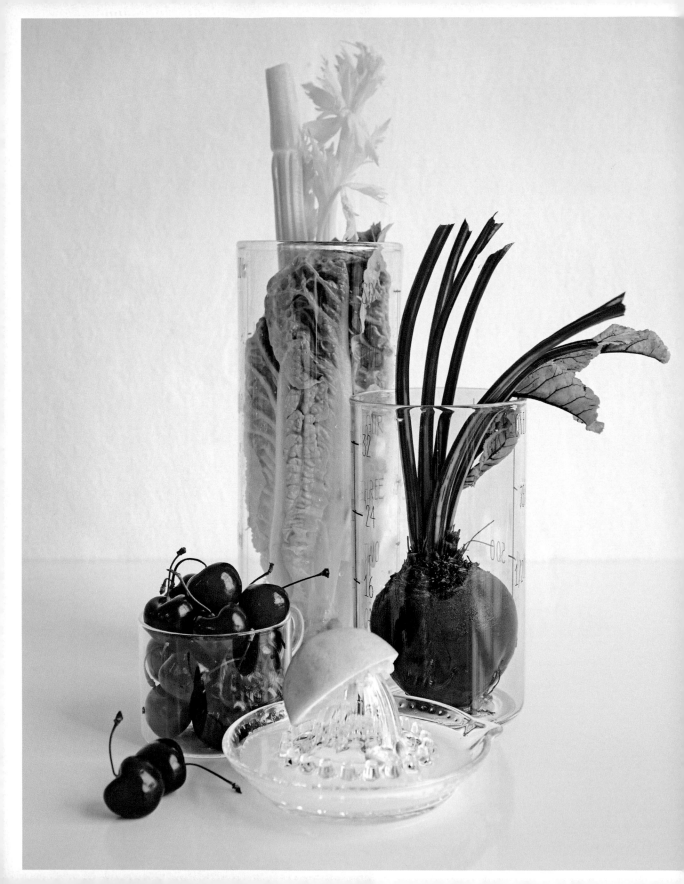

痛風剋星

這是PLENISH冷壓蔬果汁系列的「櫻桃甜菜汁」的綠色版本，對痛風的人有幫助。甜菜和櫻桃的組合非常美味，能極為有效地提高身體酸鹼值，又是溫和的利尿劑。無論是為了治療痛風，還是在暴飲暴食之後想均衡一下，這都應該是你廚房裡的常備果汁。除了檸檬汁以外，所有食材都放進榨汁機裡，並且要榨兩次，把果漿盡量榨乾。完成後再添加檸檬汁。

1又½杯去核櫻桃 | 1顆甜菜（洗淨修剪） | 2杯長葉萵苣 | 2杯切碎的西洋芹 | 2大匙新鮮檸檬汁

紫甘藍蘋果薑汁

我們家經常吃紫色甘藍菜，因此我想到可以用紫色甘藍菜，來改造一下在英國很流行的胡蘿蔔蘋果薑汁。這款果汁有華麗的紫色，也有點辛辣；蘋果和肉桂賦予它一種會令人上癮的成熟風味。

⅛顆小的紫色甘藍菜 | 4根胡蘿蔔 | 2顆蘋果（去梗） | 2.5公分的生薑（不去皮） | ½茶匙肉桂粉

抗高血壓英雄 ♡ ▶

這款果汁光是嘗起來就健康無比！這是尼格瑪醫師（參見第13頁）提供的降血壓食譜。滿滿的芹菜、甜菜和青花菜中加上蘋果和香芹，簡直就是滿分的組合！

5根西洋芹｜1顆甜菜（洗淨、修剪）｜3朵青花菜連花帶莖｜2杯菠菜｜1/4杯香芹｜2個蘋果（去梗）

淨化根菜汁

這是前述超級甜菜汁（第97頁）的輕量版。甜菜味較少，多了甜蜜的鮮果味，能增進體力和促進心血管健康。

1顆甜菜（洗淨、修剪）｜2根胡蘿蔔｜2杯菠菜｜2個蘋果（去梗）｜¼顆檸檬（去皮和果絡）

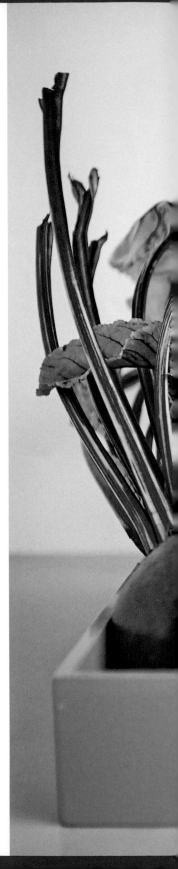

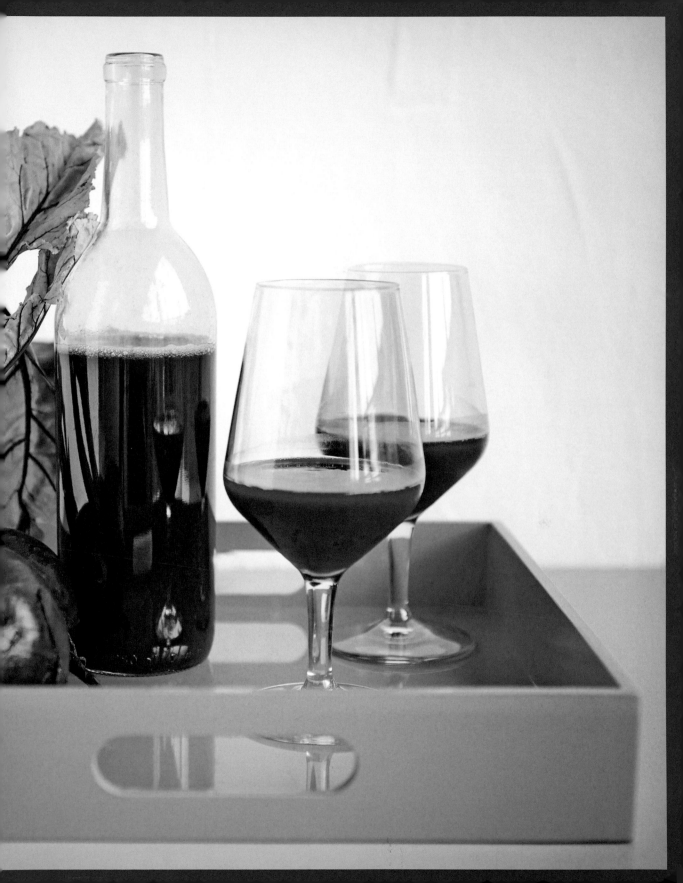

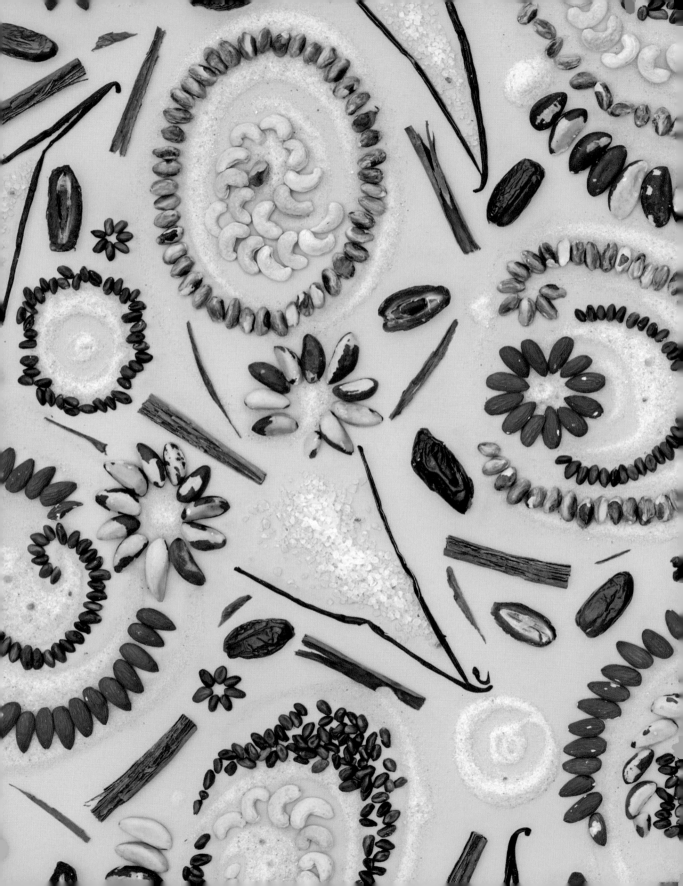

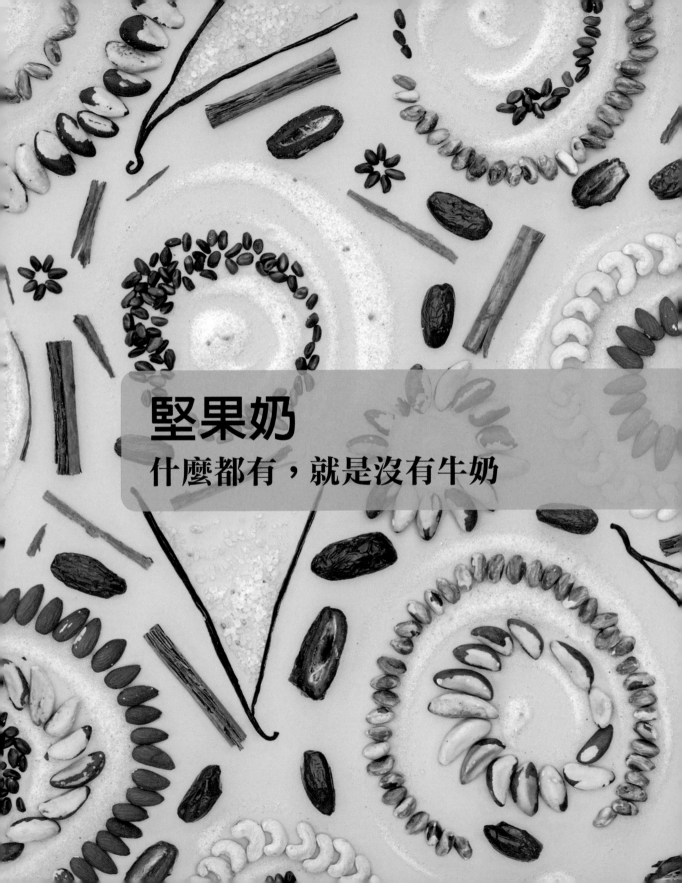

堅果奶

什麼都有，就是沒有牛奶

只要堅果不要奶

堅果奶是減少攝取或完全棄絕奶製品的好
方法。可以單獨飲用，或是加在茶、咖
啡、穀類片中代替牛奶。

腰果奶，
見右頁

可可腰果奶，
見106頁

腰果奶

濃厚又滑順

我喜歡濃厚的腰果奶，所以我用的是腰果和水1：4的比例，做法如下：

100公克生腰果 | 400毫升水 | ½條香草莢分量的籽 | 2個椰棗（去核）| 一小撮磨碎的喜馬拉雅鹽

先把腰果泡水至少2小時，然後與其他材料一起放入攪拌機中打勻至光滑。立即冷藏，趁冰喝。

如脫脂牛奶般稀薄

如果想讓腰果奶喝起來像脫脂牛奶般滑順無渣，就把腰果和水一起放進攪拌機中打成泥，然後用細棉布過濾，擠出所有的液體，丟掉殘渣。沖洗攪拌機，再把過濾後的堅果奶和其他材料放進攪拌機，攪打到完全均勻。

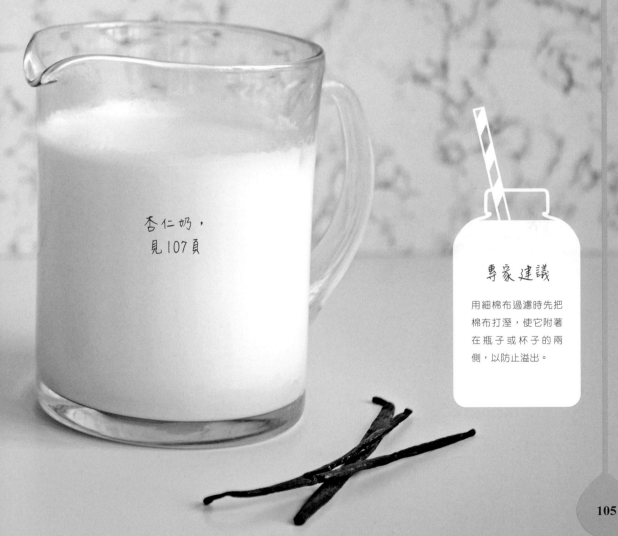

杏仁奶，
見107頁

專家建議

用細棉布過濾時先把棉布打溼，使它附著在瓶子或杯子的兩側，以防止溢出。

鹼性冰咖啡

這是能提高身體鹼性、無咖啡因的仿冰咖啡。

2杯腰果奶（見第105頁）｜1茶匙烤菊苣

把材料放入攪拌機中拌勻，直到看不見菊苣顆粒，然後馬上冷藏。趁冰喝。

可可腰果奶

可可（或巧克力）腰果奶，光聽名字就知道好喝，所以一定要試試看。做過可可腰果奶的人都太喜歡它了，所以我也把這款腰果奶納入了PLENISH冷壓汁系列產品。但請注意，它保存不了多久！

2杯腰果奶（見第105頁）｜2茶匙可可粉｜1個椰棗（去核）

所有材料放入攪拌機打勻，直到可可和椰棗充分液化，然後冷藏。趁冰喝。

杏仁奶

加入椰棗的杏仁奶超級好喝，也能提高整體的纖維含量和甜度。

100公克去皮杏仁 ｜ 400毫升水 ｜ 2個椰棗（去核）

杏仁在水中泡一夜，然後放入攪拌機打勻。以細棉布過濾，擠掉所有的液體，丟掉殘渣。沖洗攪拌機，加入過濾後的杏仁奶和椰棗，充分攪打均勻，之後立即冷藏，趁冰喝。

如果你只有整顆的生杏仁也沒關係，還是可以用它來做堅果奶，只是你會發現這樣做出來的口感不是很光滑，而且因為有杏仁皮，顏色會比較深。

你也可以自己去皮，用很熱的水浸泡生杏仁約10-15分鐘（或泡到水冷卻為止）。這時杏仁的外皮會變鬆。把水倒掉，再用拇指和食指搓揉每一顆杏仁，很容易就能去除外皮。就這麼簡單！去完了皮，就可以浸泡、打汁了。

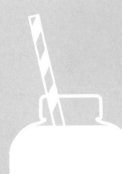

專家建議

如果擔心血糖上升，可以不要放椰棗，這樣也還是很好喝！

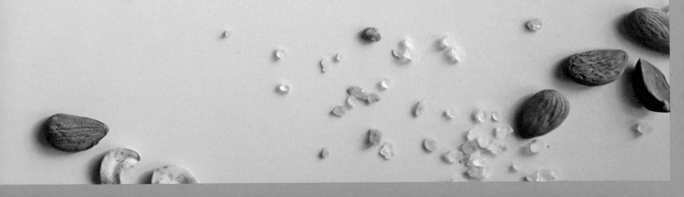

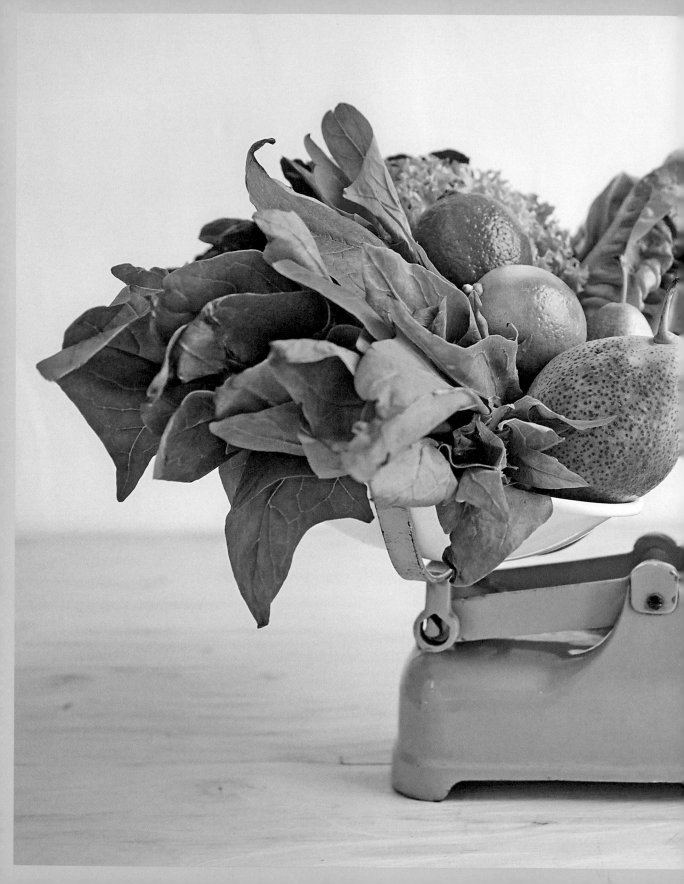

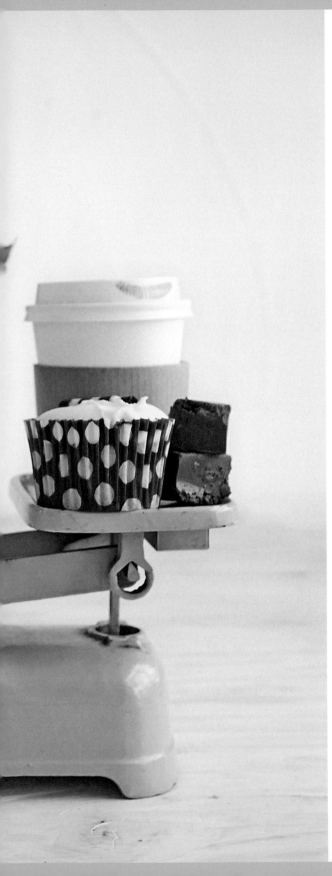

定期淨化

我有一個很有智慧、肌肉非常健美的客戶（現在是我的好朋友）名叫麥特‧米勒，是很受歡迎的私人健身教練，對各種排毒淨化方法都很熟悉。他第一次報名PLENISH淨化療程時，說他是來做定期回廠保養的。我認為這是一個很好的比喻。事實上，大多數人對車子什麼時候該回廠保養的關心程度，遠超過對自己的身體。淨化的目的就是這樣：幫身體做一次大保養。

淨化是什麼？

生命中最美好的事情，常常發生在跨出舒適區的時候。

淨化是對身體和心智做一次的檢查，以評估你的健康和身體運作的效率，找出能用簡單的飲食改變來改善的問題。飲食行為是在面對壓力和日常生活時的反應，有時候可能非常情緒化。我們一旦把常見的安慰性食品（糖果、麵包、酒、咖啡）從日常生活中拿掉，就會逼迫自己評估對這些食品的依賴性。淨化的目的除了是幫身體排毒，也是幫情緒排毒，讓你有機會開始處理和美食相關的任何情緒問題。

純粹從生理上的意義來說，淨化是一種健康的日常保養形式，讓消化系統和肝臟獲得一次必要的休息，以釋放累積的毒素。同時讓整個身體系統充滿易於消化、充滿活性酵素和維生素的有機液體營養素。藉由提高有機生鮮蔬果汁的攝取，同時少吃精製糖、咖啡、酒、肉類和太多熟食，你的身體會調整成高含氧量的鹼性系統（見17-19頁），從而減少發炎、提高免疫力、促進身體健康，並有助於防止慢性病。

身體不會自己排毒嗎？

我們在前面的基礎知識一節中探討過（見14-25頁），消化系統、肝臟、皮膚和淋巴系統是很棒的清潔隊，可以消除我們吃下的毒素。問題是在現今的社會中，我們往往會吃到不潔的水、藥品、營養補充品、酒、咖啡和茶等興奮劑、非有機食物中的農藥和荷爾蒙、家用清潔劑、環境污染物和重金屬毒素，這些都會使我們體內的解毒系統負荷過度。這時候身體就像你的車一樣，需要好好做一次清潔和檢修。

淨化需要做多久？

這要視個人的情況而定。如果你以前從來沒有做過淨化，可能要先從三天份的淨化療程開始，再慢慢增加為五到七天。儘管如此，如果你平常就會吃生機飲食，或是過著近乎純素主義者的生活，或者曾有淨化經驗的話，可以從五天份的療程開始。五天的淨化比三天多了60%以上的時間，可以排出更多毒素。這就像計畫假期一樣，你應該根據身體的感覺，看是要計畫長週末還是長假。

我適合哪一級？

如果你從來沒有做過淨化，可以先從第1級（入門級）開始，信心提高之後，就可以進階到其他級別。提升到第3級（進階級）之後，就能喝更多綠色蔬果汁，少喝水果汁和根菜汁。

如果你有以下的情況，淨化可能對你有好處：

· 飯後常覺得脹氣或浮腫

· 念珠菌感染

· 皮膚暗淡無光

· 精力低落、疲倦

· 睡眠不佳

· 關節疼痛或僵硬

· 體重總是減不下來

· 感到頭昏腦脹、思路不清

· 需要立刻停止暴飲暴食的生活習慣

專家建議

如果你對糖過敏、有念珠菌感染，或正在尋找最能提高身體鹼性的食物（參見17-19頁），可從第3級開始，這一級大部分是綠色蔬果汁。選擇有水果的「美味入門綠色蔬果汁」（見62-69頁），或者完全不含水果的「進階深綠色蔬菜汁」（見70-77頁）。

注意事項

這些淨化療程是設計成可以在日常生活中進行的。如果你懷孕了，有飲食失調或免疫系統受損的狀況，淨化療程就不適合你。我們不建議超過七天份的療程，除非你有醫療專業人員監督，或是加入專門監督長期淨化療程的機構。在進行任何新的飲食方案之前，或者有任何健康方面的疑慮，都要先諮詢你的家庭醫師。

淨化療程

準備重新開機

不管你是為了什麼原因拿起這本書，打算採取更健康的飲食方式，首先都要恭喜你！你已經踏出了最重要、也最困難的第一步──向讓你不舒服的習慣或症狀喊停。你已經準備好按下CTRL + ALT + DELETE，幫你的健康重新開機，翻開綠色的人生新頁。我們每個人在生理或心理上都是一件未完成作品，每個淨化療程都可以用來針對局部，進行足以影響大局的小調整。

在接下來的幾頁，請特別注意「排毒前的準備計畫」（見116頁）和「PLENISH食物櫃大改造」（見114-115頁），這些步驟能幫你在淨化療程開始前，就奠定成功的基礎。既然要排毒，就要確實做到重新啟動（reset）才有意義，必須在療程開始前就做好準備，使你的投入獲得最大效果。

我們把蔬果汁淨化分成三個級別：第1級（入門級）、第2級（中間級）、第3級（進階級）。不論哪一個級別，在淨化開始前三天和結束後三天（見第120頁），都是整個療程最關鍵的部分。

倒數計時

淨化前4天	為廚房進行一次PLENISH食物櫃大改造（見114-115頁），開始把「該丟的食物」清單上的食物丟掉。
淨化前3天	開始進行排毒前的準備計畫（見第116頁）。
淨化前2天	選定你的級別（見右頁表格）。依照「該選的食物」清單（見第115頁）和蔬果汁食譜（見62-107頁），購買所需的食材。多買些檸檬和草藥茶備用，搭配整個療程。
淨化前1天	在療程開始前一天把蔬果汁準備好。整個療程都保持這個習慣。事先準備好第二天的果汁，就沒有藉口中途放棄了。

淨化等級

- 每個級別都是以每天6份蔬果汁為基礎。
- 每個級別的差異在於每日綠色蔬果汁（而不是水果汁和根菜汁）的攝取量。
- 每天早晨都要先喝養分濃度最高的綠色蔬果汁，這時的身體系統最能吸收葉綠素和植物營養素，最能有效強化活力，幫助排毒。注意：可能會有類似喝咖啡的興奮感！
- 建議每天的第六份，也就是最後一份飲料，是腰果奶。腰果奶很有飽足感，讓你在晚上不會覺得餓。腰果也含有豐富的鎂，可以幫助調節睡眠，但請盡量在睡前至少兩小時喝完腰果奶。

- 每個級別都有香辣檸檬水（第84頁），目的是促進新陳代謝，增強免疫力，每天幫助提高體內鹼性，同時在每天的蔬果汁中間提供一些口味上的變化。
- *在第3級，我們建議每天從進階深綠色蔬菜汁清單上（見頁70-77）選擇至少兩種，這些是沒有水果的。

	第1級——入門級	第2級——中間級	第3級*——進階級
1	綠色蔬果汁（62-77頁）	綠色蔬果汁（62-77頁）	綠色蔬菜汁*（70-77頁）
2	水果汁（78-93頁）	水果汁（78-93頁）	綠色蔬果汁（62-77頁）
3	綠色蔬果汁（62-77頁）	綠色蔬果汁（62-77頁）	綠色蔬果汁（62-77頁）
4	香辣檸檬水（84頁）	香辣檸檬水（84頁）	香辣檸檬水（84頁）
5	根菜汁（94-101頁）	綠色蔬果汁（62-77頁）	綠色蔬菜汁*（70-77頁）
6	腰果奶（105頁）	腰果奶（105頁）	腰果奶（105頁）

PLENISH
食物櫃大改造

淨化療程能重新設定你的飲食內容，重新建立新的健康基礎。我們強烈建議，在進行淨化療程前，先淨化你的廚房，以確保過去會誘惑你的食物，在淨化療程期間不會造成干擾，並且在療程過後，有各式各樣的「乾淨」食材，能用來料理營養豐富的健康正餐。

用你願意持之以恆的方式開始

我們選擇食物的方式，往往只是純粹考慮到便利性，而不是為了製作營養豐富的餐點選擇正確的材料。規畫一個全都是健康食材的食物櫃，把淨化療程前後所需的食材都準備妥當，也能在淨化過後，把你的飲食方式（和廚房）導入更健康的方向。

我列出下面這張食物採購單，幫助你改造食物櫃，留下正確的食物。同時也列出了一張應該放棄的食物清單。

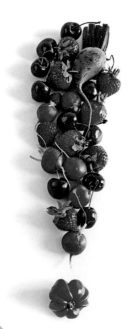

要放棄的食物

- **白色食物**（花椰菜除外！），包括白色的精製碳水化合物，如麵包、麵條、薯片、米飯等。

- **糖**和有添加糖的食物，不分種類，包括甜食、巧克力、蛋糕和餅乾。

- **乳製品**，包括牛奶、所有類型的乳酪、優格、鮮奶油和冰淇淋。

- **大豆加工製品**，包括豆漿、大豆優格、大豆甜品、加工素肉食品。

- **酒**，包括任何形式的酒精飲料。

- **咖啡因**，主要是咖啡和茶。

- **酵母**，主要是麵包、蛋糕和乳酪。

- **加工食品和即食餐**，也就是任何袋裝或盒裝食品 —— 只要上面標示的成分包含了你唸不出來、或者看不懂那是什麼的東西，就丟掉！

要保留的食物

新鮮蔬菜，愈多愈好！而且像彩虹一樣，各種顏色都要有——芥藍、青花菜、火箭菜、西洋菜、菠菜、甜菜、葉用甜菜、菊苣、地瓜、茴香、黃瓜、甜椒……以此類推。

• **新鮮大蒜**對健康好處多多，又可增添複雜的風味。

• **椰棗**可當甜味料。

• **喜馬拉雅鹽或海鹽**含豐富礦物質。

• **菊苣粉**可作為咖啡的替代品。

• **花草茶**多準備一些。

• **製作美味醬料的食材**，包括醬油（無麩質醬油）、蘋果醋、檸檬、味醂和味噌醬，用來搭配生菜。

• **無麩質穀物**，包括藜麥、莧菜籽、無麩質燕麥、蕎麥、小米和糙米。

• **堅果奶**，如腰果或杏仁（見自製105-107頁），不要牛奶。

• 用**椰子優格**來代替牛奶優格或大豆優格。

• **營養酵母**可讓菜餚擁有非奶製乳酪的風味。

• **健康的油**，如橄欖油、芝麻油、核桃油、南瓜籽油等，都有抗發炎的功效。但這些油不能加熱，否則分子結構會受損，喪失有益健康的性質。需要加熱的話可以用椰子油，椰子油在室溫下是固體的。

• **好的脂肪**，存在於堅果和種子、酪梨、富含油脂的魚，和有機放養的雞蛋中。堅果和種子最好是生的（未經烘焙、無加鹽）。最好備有各式各樣的堅果醬和種子醬，如腰果醬、杏仁醬和芝麻醬，這些都是PLENISH食物櫃的常備食品。脂肪在飲食中的地位超級重要，可促進細胞膜的健康強壯，並有抗發炎的效果。只要兩個巴西堅果，就能滿足人體每天所需的硒；硒是促進甲狀腺素代謝的重要抗氧化礦物質。

• **豆類**，如綠扁豆、紅扁豆、白鳳豆和鷹嘴豆。買乾的豆子，要用時再浸泡（鷹嘴豆等豆類的浸泡方式請遵照包裝上的指示）。每次多煮一點，可以放進冰箱保存。

• **香辛料和香草植物**，不論是新鮮的還是乾的，都能使一道簡單的菜變得風味十足，還能提供豐富的營養。香辛料和香草植物包括西班牙辣椒粉（paprika）、辣椒、薑黃、肉桂、辣椒粒、牛至、鼠尾草、孜然、迷迭香、百里香和香草豆莢。

展開淨化前的
準備計畫

決定好進行淨化療程的日期之後，現在要開始倒數計時了！對於任何新的健康計畫和習慣，成功的關鍵都是準備、準備、再準備。淨化前準備得愈充分，淨化期間和之後就會感覺愈好。在開始的前一天吃一頓大餐或是喝個痛快，你不會覺得有什麼好。相信我吧！

淨化前的準備工作

先收拾好，以備徹底清潔

淨化前的準備工作，就像你請人到家裡打掃，在他來之前，你會先把屋裡收拾一下。想想看，如果你家髒亂到連地板都看不見，對方根本不知道從何打掃起！淨化前的準備就是先把身體大致整理過，接下來的淨化就可以更徹底，讓身體能夠順利排毒。

不可以吃的食物

淨化前至少三天，你必須開始認真整肅飲食，棄絕所有酸性和會加重身體負擔的食物，包括糖、肉類、咖啡、含咖啡因的茶、碳酸飲料、乳製品、酒類，以及精緻或加工食品。

要吃的食物

每一餐食用大量的新鮮或清蒸蔬菜、酪梨、沙拉、水果、生堅果和種子。淨化前準備得愈完善，就愈能順利進入淨化療程，更容易獲得更好的體驗，將排毒時的不適減到最低。

淨化前的菜單

如果你還是不知道該吃什麼，我們準備了一份以美味的植物性食物為基礎的菜單，幫助你安排淨化前的飲食內容。你可以自由調換順序，如果沒有時間準備這麼多種，可以一次大量做同一道菜，接下來連吃一到三天。淨化前的最後一天應該是吃得最少最清淡的一天。概述如下：

三天前	兩天前	一天前
早餐：生蕎麥粥（見第124頁）	**早餐**：蘋果和生薑什錦果麥（見第123頁）	**早餐**：肉桂鳳梨加椰子優格（見第123頁）
午餐：酪梨、小紅蘿蔔和菠菜藜麥沙拉（見第129頁）	**午餐**：芝麻地瓜和芥藍佐白芝麻醬（見第127頁）	**午餐**：終極葉菜（見第127頁）
晚餐：根芹菜、川燙葉用甜菜配榛子扁豆（見第135頁）	**晚餐**：摩洛哥香辣胡蘿蔔配甜菜佐辣椒鷹嘴豆泥（見第133頁）	**晚餐**：青花菜和杏仁湯（見第135頁）

熱水加檸檬

每天早上把半個檸檬的汁加入溫水或熱水裡喝下,當成一個儀式來做,效果非常深遠,長期下來你會覺得身體愈來愈健康。大概沒有哪種飲料作法這麼簡單,功效又這麼神奇了。以下僅列舉它的眾多好處中的一小部分:

• 促進腸道不隨意肌的蠕動,喚醒消化系統。

• 增強免疫系統,因為檸檬豐富的維生素C有抗菌作用。

• 能加速排毒,消除造成皮膚瑕疵的毒素,獲得無瑕的皮膚。

• 有助於創造體內鹼性環境,這對身體的健康至關重要(見17-19頁)。

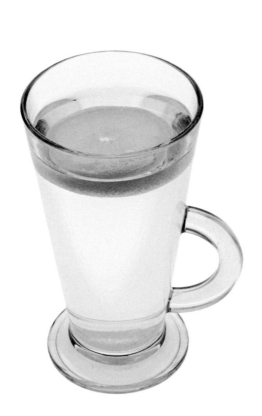

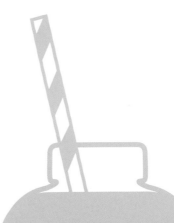

專家建議

如果你是重度咖啡飲用者,在淨化前一週須逐漸停用咖啡,否則淨化期間可能會引發頭痛。在淨化開始的三天前喝咖啡因減半的咖啡,前二天喝綠茶,然後前一天完全不喝咖啡因。如果淨化期間因為咖啡因戒斷而頭痛,可以同時喝一些綠茶或抹茶,直到頭痛消退。

淨化開始！

無論你是在工作，還是白天時間有限，我們都強烈建議你，在前一天晚上就做好一整天淨化療程所需的蔬果汁，儲存在瓶罐或密閉的容器裡。這樣做可以確保計畫持續進行下去，不會因為出現意外障礙（如錯過鬧鐘、臨時會議，或是一整個晚上孩子哭鬧不停）而影響療程。重點就是把計畫安排妥當，就不會有任何藉口！

一日之計在於晨

早上一醒來，就喝一杯熱水加檸檬（見第117頁），以喚醒身體，提高鹼性。把身體乾刷一遍，好好伸展一下（甚至可以打個坐！），感謝自己在未來幾天為了健康所做的承諾。

時機

按照編號順序逐一喝完六份蔬果汁，喝的頻率不限，可一口喝完或分成多次。前一晚就把號碼編好，這樣你就不會在白天忙碌時還需要思考這件事。沒有嚴格的時間表，但根據經驗，理想的做法是每份蔬果汁之間至少間隔一個小時，然後在睡前至少兩小時喝完腰果奶。

補水與排泄

一整天中盡量喝水和花草茶，可增進淨化療程的效益和提升體力。如果你有腸胃問題，請閱讀加布里耶拉治療便祕的要點（見28-29頁），或者到領有執照的灌腸中心做一次灌腸。

動起來！

我們的客戶常問，淨化期間是否可以運動。當然可以，我們還建議客戶保持一定程度的體力活動。傾聽你身體的聲音，看看什麼樣的運動和強度會讓你感覺最好。快步行走可以很有效地克服疲勞。如果你起床時覺得精力充沛，就把運動量提高。我們不建議長時間高強度的運動，但如果你就是喜歡這樣的運動方式，我們倒也不會阻止你，只是運動前或運動後，你可能需要喝一些堅果奶（甚至是額外的一整份！）

淨化社交活動

如果你每週都在餐館或酒吧有工作上或社交上的活動，我們強烈建議你把淨化療程安排在可以擋掉這些活動的時候。如果是朋友聚會，可以建議對方一起散步、跑步、做瑜珈、按摩或水療，而不是在餐廳／酒吧裡吃喝。如果有非參加不可的工作會議，可以把蔬果汁帶著，當成寒暄的話題。如果真的壓力太大，實在無福享用這些綠色液體午餐時該怎麼辦？最壞的情況就是點個蔬菜沙拉（不要乳酪或肉），並且只淋一點檸檬汁和橄欖油當沙拉醬。

輔助工作

把淨化療程當成滋養和呵護自己的時間。你既然已經承諾自己要在這段時間幫細胞排毒，那麼何不順便安排上診所或是約一次居家治療呢？這些治療可以填補你原來花在吃東西上的時間，讓身體覺得舒服，並擴大排毒效果。建議可以做以下幾件事：

• 淋巴引流按摩。
• 多睡個午覺，衣服可以晚點再洗。
• 冥想或伸展課程。
• 乾刷皮膚（乾刷可在大多數藥妝店或網路上買到），可以使皮膚更有光采，幫助身體排除毒素，促進血液循環，並減少肉眼可見的橘皮組織。

備忘單

雖然我們建議在淨化期間不要吃固體食物，但我們也知道這很困難，尤其是如果你從來沒有做過淨化療程的話。要是你開始覺得不舒服或是出現任何症狀，千萬不要太苛責自己。哪怕只維持半天，都要祝賀自己的成就。如果比原定計畫提前停止，只要記得你的目標是什麼，下一次繼續努力就好（別忘了，我們永遠都是未完成的作品）。你能做的最好的事情，就是傾聽身體的聲音。覺得很想吃固體食物的時候，試試看熱水加檸檬（參見第117頁）或綠茶，有時候就能消除慾望。如果這樣還不夠，可從下面的建議任選一項：

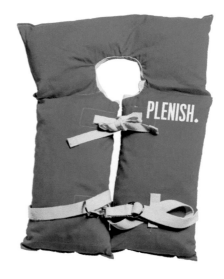

• 1杯青花菜泥
• 1杯黃瓜片
• ¼顆酪梨（去核去皮）
• 2根西洋芹
• 1杯腰果奶或杏仁奶（見105和107頁）
• 1杯切碎的芥藍或萵苣，淋上檸檬汁

淨化後

太棒了！最後一天的療程即將結束，你感覺到充滿了全新的生命力和熱情，準備迎接世界的任何挑戰。提醒你，淨化療程要到喝完最後一份的隔天早上才算結束，所以，喝完最後一杯堅果奶之後，先別急著開香檳慶祝。你的消化系統需要輕柔而緩慢地被喚醒！重新引進固體食物，特別是肉類、乳製品和酒精時，請根據直覺行事。身體是你最好的嚮導，所以要傾聽它的聲音。

淨化後的新起點

淨化過後又開始吃固體食物，光想到這一點有時候會讓人覺得這一切所為何來。但你可以把淨化中斷視為改變的契機，乘著療程的後勁，重新設定往後人生的整個飲食模式。你可能會驚訝，你上週渴望好好大吃一頓的東西，並不是你現在期待的。你已經開始用敏銳的新味蕾展開新的生活，淨化後這段時間，就是你用高營養的飲食建立堅實基礎的最佳時機。少了綠色蔬果汁，你可能還會有點失落。

隔天早晨和之後

喝完最後一杯蔬果汁的隔天早晨，開始吃清淡的食物，如水果和蔬菜，熱量較高的米飯、馬鈴薯和麵包盡量少吃。我們要緩慢、輕柔地喚醒你的消化系統，要是吃了覺得噁心，代表固體食物不歡迎你。肉類、奶製品、咖啡因和酒精，在淨化療程後至少七天都不應該吃（最好是從此都不要吃！）。我們強烈建議，重新吃這些在淨化期間放棄的食物時，應該每隔一天引進一種，仔細觀察你有什麼感覺。傾聽你身體的

聲音，要是它不快樂，它會告訴你。例如，如果你重新開始吃穀物時感覺不錯，但兩天後你引進優格時，卻突然脹氣放屁，那麼可能你的身體不吃這類食物會比較好。

重新引進固體食物時，有幾個問題要問問自己：

- 咀嚼第一頓飯時有什麼感覺？你可能會注意到，離開固體食物一段時間之後，你咀嚼的次數變多，想要把食物液化，讓腸胃更容易消化。

- 重新引進穀物，甚至肉類和奶製品（如果一定要的話）時，觀察一下你吃下去之後最直接的感覺是什麼？是精神不振？還是腹脹？

淨化後的菜單

下面是我們設計的淨化後菜單，目的是幫助你一輩子走在健康飲食的道路上，確實收割淨化的好處。

淨化後第1天	淨化後第2天	淨化後第3天
早餐：超級綠色冰沙（見第124頁）	**早餐**：波托貝洛蘑菇（見第126頁）	**早餐**：無麩質乾果燕麥（見第126頁）
午餐：花椰菜塔布勒沙拉（見第130頁）	**午餐**：彩虹沙拉（見第130頁）	**午餐**：酪梨、芥藍和大麻籽沙拉（見第129頁）
晚餐：櫛瓜加腰果義大利青醬（見第137頁）	**晚餐**：味噌芝麻胡蘿蔔和黑豆韭菜（見第137頁）	**晚餐**：烤紅甜椒和白鳳豆藜麥沙拉（見第134頁）

淨化期間的症狀

正常症狀	建議
頭痛	先忍耐24小時，可先喝一杯綠茶。如果你是忠實的咖啡使用者，突然失去咖啡因就可能會頭痛。咖啡因含量很低的綠茶會有點幫助。別忘了大量的水。
噁心	多喝水以加速毒素排出。蔬果汁慢慢喝，並充分咀嚼。噁心也可能是甜菜汁喝太快的副作用。
感覺冷	一整天持續喝熱的花草茶。
腹瀉	淨化的目的之一就是排毒，而腹瀉就是排毒的方式。把累積已久的廢物排出體外，腹瀉就會緩解。你知道很多人隨身帶著2到7公斤的廢物嗎？這些東西當然非出來不可！
便祕	見28-29頁。
頭腦不清／無法專注	淨化療程的第一天和第二天，你可能感到有點頭腦不清，但是等到體內大部分廢物排掉之後，你就會清醒了。多喝水有助於加快這個進程，所以撐著點！
胃鳴	代表你可以喝下一份蔬果汁了。在兩次喝蔬果汁之間，都要喝一大杯的水。熱花草茶也可以幫助抵禦飢餓感。
疲勞	你的身體正在努力。累了就打個盹，並且要比平常提前至少兩個小時上床睡覺。

異常症狀	建議
嘔吐	如果你還沒喝到以甜菜為主的蔬果汁，先不要繼續喝，趕快喝水，然後吃一些酪梨或香蕉。如果情況沒有馬上好轉，最好打電話給你的家庭醫師。
糞便似乎帶血	甜菜會把糞便和尿液染成紅色，是很常見的現象，而且可能在攝取甜菜汁後超過12小時還會發生。這不是問題。但是如果你還沒有喝甜菜汁，請聯繫你的家庭醫師。

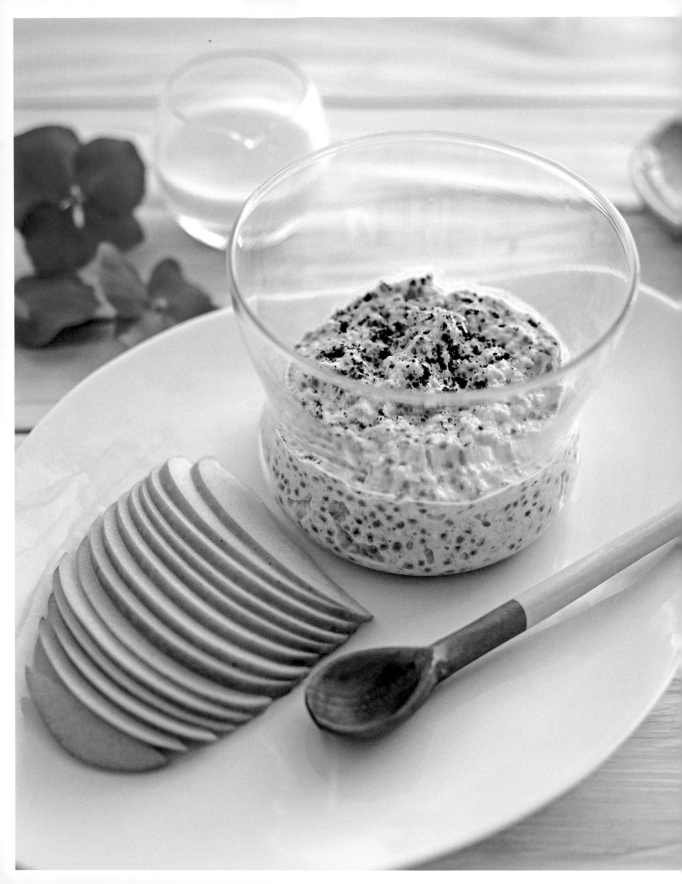

蘋果和生薑什錦果麥

1人份

60公克無麩質燕麥｜240毫升腰果奶（見第105頁）或杏仁奶（見第107頁），必要的話可稍微增加份量｜2大匙奇亞籽｜新鮮檸檬汁少許｜半個香草莢的香草籽或¼茶匙的香草粉｜¼茶匙薑粉｜切成薄片的蘋果

在玻璃罐或碗中把除了蘋果之外的所有材料混合均勻，蓋上，置入冰箱放一夜。

早晨從冰箱取出，放置在室溫下10分鐘。如果需要，可加入少許額外的堅果奶，再配上幾片蘋果。

肉桂鳳梨加椰子優格

1人份

一大把剝皮去芯、切成2.5公分大小的鳳梨丁｜½茶匙肉桂粉｜低辣度的辣椒粉少許｜100毫升無奶椰子乳優格和少許萊姆汁

鳳梨丁放入碗中，加入肉桂、辣椒，拌勻。

裝盤上桌，配上椰奶優格，加少許萊姆汁。

超級綠色冰沙 ▶

1人份

½顆酪梨（去核去皮）｜1根小香蕉（去皮）｜1大把菠菜｜1把綠豆（或毛豆）｜1茶匙杏仁醬｜1茶匙螺旋藻粉｜新鮮檸檬汁少許｜¼茶匙香草粉或一整根香草莢的種子｜約120毫升的腰果奶（見第105頁）或杏仁奶（見第107頁）｜黑莓或藍莓，裝飾用

把除了堅果奶和漿果以外的所有材料，放進高速攪拌機中打成乳狀質地。

添加約120毫升的堅果奶，可調整用量以達到你喜歡的稠度。

倒入碗裡，用黑莓或藍莓裝飾。

生蕎麥粥

1人份

90公克蕎麥碎粒｜1大匙杏仁或腰果醬｜120毫升腰果奶（見第105頁）或杏仁奶（見第107頁）｜一小把藍莓

把蕎麥碎粒浸泡在過濾後的水中放隔夜。早上起來，沖洗蕎麥碎粒並過篩兩次。放進小型攪拌機中打碎，直到打成滑順的粥狀質地。上面撒上藍莓。

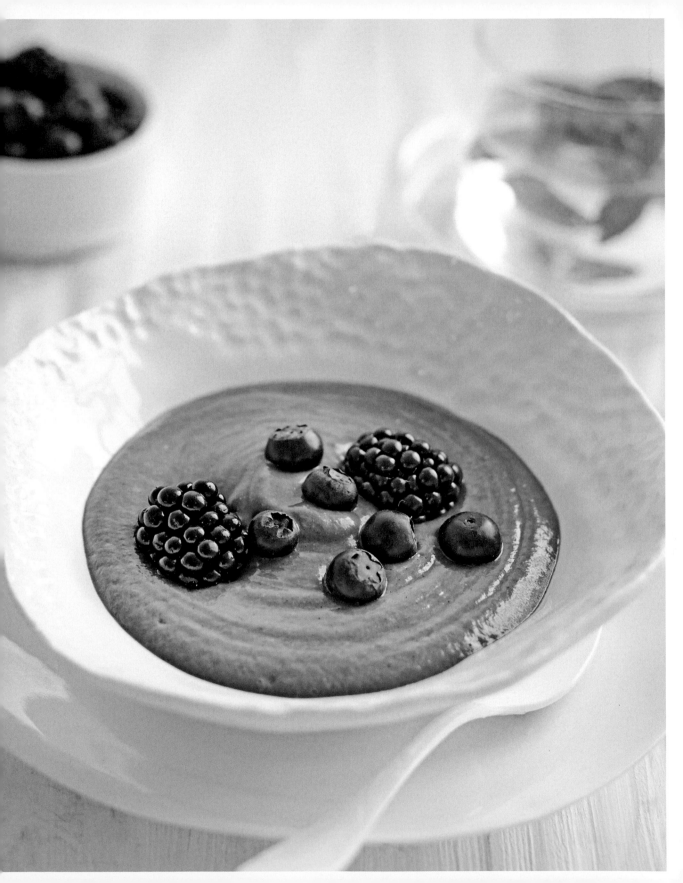

無麩質乾果燕麥

3-4人份

90公克無麩質有機燕麥（或燕麥和蕎麥片各45公克）｜一大把生腰果、杏仁和山核桃｜1湯匙融化的酥油或椰子油｜1茶匙香草粉或一根香草莢的香草籽｜1尖匙瑪卡粉｜3大匙椰子乾｜喜馬拉雅鹽少許｜堅果奶或無奶椰子優格

烤箱預熱到200°C（400°F）。在烤盤或平底耐熱盤上襯一張不沾黏的烘焙紙。把堅果和燕麥（或燕麥和蕎麥的混合麥片）倒在烤盤或耐熱盤的烘焙紙上，倒入熔化的酥油或椰子油和香草拌勻。烘烤約20分鐘，期間要偶爾攪拌一下。

從烤箱中取出，待冷，再加入瑪卡粉、椰子和鹽拌勻。搭配植物奶（我最喜歡用腰果奶，見105頁）或椰子乳優格。做好的無麩質乾果燕麥裝在密封的罐子裡，可保存3-4週。

波托貝洛蘑菇

1人份

1茶匙無加糖的有機第戎芥末醬｜1茶匙乾百里香｜1茶匙營養酵母片｜1朵波托貝洛蘑菇（去莖）｜5顆小番茄｜½顆酪梨｜喜馬拉雅鹽少許｜1茶匙南瓜籽，裝飾用｜火箭菜沙拉

將混合好的芥末、百里香和營養酵母均勻抹在蘑菇內側。把蘑菇和小番茄在預熱過的燒烤爐中烤約10分鐘，不時檢查一下以免燒焦。同時將酪梨去核去皮並切片。

取出燒烤好的蘑菇和小番茄。把蘑菇放進盤子裡，放上酪梨片和小番茄，再撒上鹽和南瓜籽裝飾。配合火箭菜沙拉一起享用。

芝麻地瓜和芥藍佐白芝麻醬

2人份

1中型的地瓜｜7-8片芥藍葉｜1大匙白芝麻醬｜1大匙新鮮的檸檬汁｜椰子油少許｜1個小紅洋蔥（切碎）｜1一瓣大蒜（壓碎）｜2大匙芝麻｜喜馬拉雅鹽少許

烤箱預熱至200˚C（400˚F）。

地瓜去皮，切成小塊，盛在襯有不沾黏烘焙紙的烤盤上，烤約25分鐘至軟。

趁等待地瓜時，把芥藍去梗，只取葉子的部分。把白芝麻醬、檸檬汁和足夠的水打在一起成為沙拉醬。打到剛好的稠度就好，不要太稀。

煎鍋放入少量椰子油加熱，放入洋蔥煸炒5分鐘。加入大蒜煮約5分鐘，然後拌入芥藍和烤地瓜，再煮2分鐘。

關火，拌入白芝麻醬，撒上芝麻和鹽即成。

終極葉菜

1人份

芥藍（去梗）、菠菜、火箭菜和綠豆、扁豆芽或紫花苜蓿芽（或兩種芽菜混合）各一大把｜1大匙南瓜籽油（或橄欖油）｜新鮮檸檬汁｜喜馬拉雅鹽

一個大碗將芥藍、菠菜、火箭菜和豆芽混合均勻。淋上南瓜籽油和檸檬汁調味，加點鹽調味即可享用。

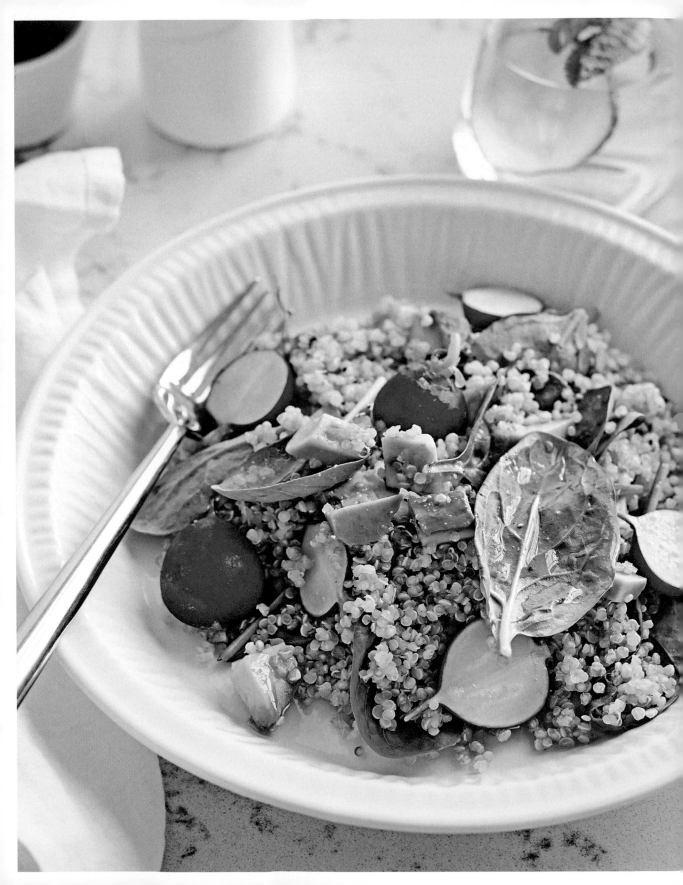

酪梨紅蘿蔔和菠菜藜麥沙拉

2人份

90公克藜麥｜480毫升的水｜1顆酪梨｜8-10顆小紅皮白蘿蔔｜嫩菠菜葉兩大把｜2大匙橄欖油｜2大匙新鮮的檸檬汁｜1茶匙孜然粉｜¼茶匙芥末粉｜喜馬拉雅鹽和現磨黑胡椒少許

藜麥沖洗並瀝乾，放入鍋中加水燒開，把火轉小，然後蓋上燜10分鐘左右，直到所有的水被吸收，藜麥熟透（過程中可能需要再加水）。待冷，這道沙拉可以在微熱或室溫狀態食用。

趁藜麥降溫時，將酪梨去核及皮切片。清洗修剪小蘿蔔並切片。

將酪梨片、蘿蔔片、藜麥、嫩菠菜混在一起。把橄欖油、檸檬汁、孜然、芥末粉、鹽和胡椒打勻，當成沙拉醬淋上，即可享用。

酪梨芥藍和大麻籽沙拉

1人份

2大把芥藍｜½顆酪梨｜1大把扁豆芽（或其他芽芽，如綠豆芽或花椰菜芽）｜1大匙大麻籽油（或橄欖油）｜1大匙醋｜1大匙大麻籽（去殼的大麻種子），裝飾用

芥藍去梗，葉片切碎。放到大碗裡。

酪梨去核去皮，然後切成1公分厚的小片，和豆芽一起加到碗裡。

將油和醋一起打成沙拉醬，淋上沙拉並攪拌。撒上大麻籽，即可享用。

彩虹沙拉 ▶

1人份

切絲的紫色甘藍菜、白色甘藍菜和茴香根，各1大把｜¼顆小的紅洋蔥（切絲）｜1大把香菜（大略切碎）｜1茶匙切碎的辣椒｜1茶匙白芝麻醬｜1茶匙腰果醬｜喜馬拉雅鹽少許｜新鮮萊姆汁少許｜1大匙生腰果

將紫色甘藍菜、白色甘藍菜、茴香根、洋蔥、香菜和辣椒放入一個碗裡混合均勻。

將白芝麻醬、腰果醬、鹽和萊姆汁打勻，加水稀釋，做成醬料，淋上沙拉並攪拌，撒上生腰果，即可享用。

花椰菜塔布勒沙拉

2人份

1顆花椰菜（修剪後切成小花）｜10-12顆小番茄（切成四等分）｜2根青蔥（切碎）｜1大把香芹（切碎）｜2大匙葵花子｜1大匙新鮮的檸檬汁｜1大匙橄欖油｜喜馬拉雅鹽少許

將花椰菜放在攪拌機裡，攪打到如小米般的質感。轉盛到大碗裡。

加入番茄、青蔥、香菜和葵花籽。加入檸檬汁、油和鹽調味，攪拌均勻，即可上菜！

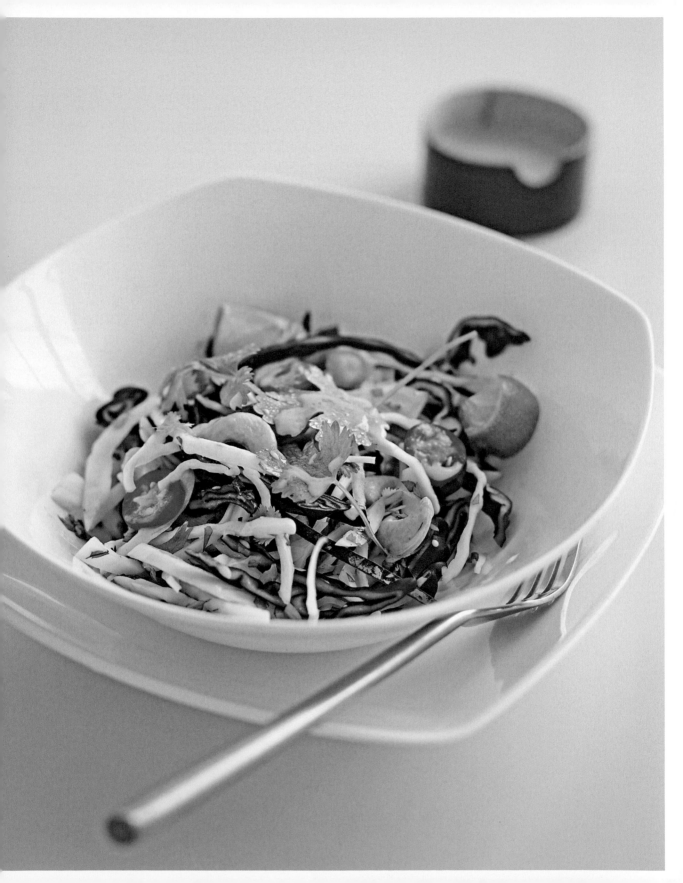

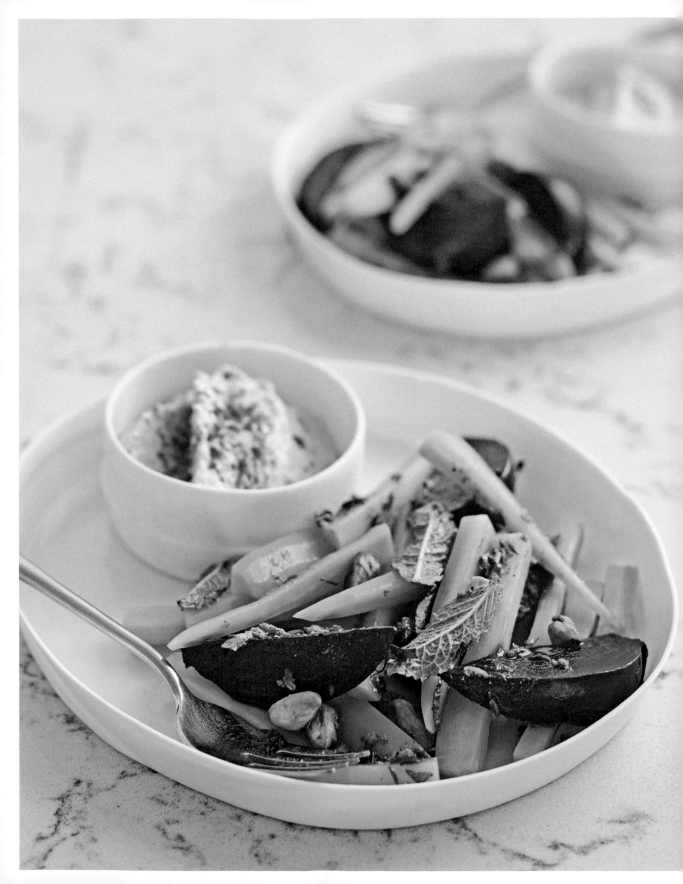

摩洛哥香辣胡蘿蔔和甜菜配辣椒鷹嘴豆泥

2人份

1顆中大型甜菜，或2小顆已經煮熟的有機甜菜｜4根胡蘿蔔｜1茶匙椰子油或酥油｜一瓣大蒜（壓碎或切碎）｜1茶匙Ras el Hanout（摩洛哥綜合香料）｜1茶匙孜然｜一大把薄荷（大略切碎）｜1大匙新鮮的檸檬汁｜1小把開心果｜喜馬拉雅鹽和現磨黑胡椒｜有機鷹嘴豆泥和胡椒粉

將甜菜洗好修剪，然後浸在預先裝了水的煎鍋裡。煮沸，轉小火煮約1小時至熟透，期間若有必要可再加水。從火上移開，等到不燙手時就可剝皮，切成小塊。

如果用現成的熟甜菜，只要從包裝中取出，每個剁成6-8塊備用。

胡蘿蔔去皮，切成12公分左右的長條。蒸5分鐘，或在平底鍋中沸水煮1-2分鐘，這樣胡蘿蔔長條還不至於煮爛，放在一邊。

在煎鍋裡倒入椰子油或酥油加熱，放入大蒜、Ras el Hanout（摩洛哥綜合香料）和孜然，煮幾分鐘。加入甜菜和胡蘿蔔並混合。

從火上移開，加入薄荷和檸檬汁、鹽和胡椒，攪拌調味。分裝在兩個盤子，撒上開心果，與撒了一大勺胡椒粉的有機鷹嘴豆泥一起上菜。

烤紅甜椒和白鳳豆藜麥沙拉

3-4人份

125公克乾白鳳豆或400公克白鳳豆罐頭（瀝乾水份之後）｜2條紅甜椒｜4大匙冷壓有機橄欖油｜90公克藜麥｜480毫升水｜2大匙切碎的香菜｜2大匙切碎的韭菜｜1湯匙新鮮的檸檬汁｜辣椒粒（如果想要嗆辣一點）｜喜馬拉雅鹽和磨碎的黑胡椒

如果用的是乾的白鳳豆，先在過濾水中泡一夜，然後瀝乾，沖洗乾淨，再瀝乾一次。在大鍋裡加水燒開，然後轉小火，蓋上燜約1小時。瀝乾備用。

烤箱預熱至200°C（400°F）。將甜椒切半，去核去籽。淋上油，撒上鹽調味，然後烤約20分鐘，中間翻面一次。或者也可以在烤架上烤，讓甜椒皮帶點炭味。從烤箱或烤架取出，待冷。

沖洗並瀝乾藜麥，然後放入一個大鍋的水中燒開，然後轉小火，蓋上燜10分鐘左右，直到藜麥吸收所有水分熟透為止（中途可能需要加水）。待冷。

把甜椒切片，連同白鳳豆和其他所有的材料一起加到藜麥中。加適量的鹽和磨碎的黑胡椒調味，拌勻。

根芹菜、川燙葉用甜菜配榛子扁豆

2人份

1塊根芹菜（大約兩把，去皮切成2.5公分左右的小丁）｜140公克乾的綠扁豆（Puy lentil）｜1茶匙酥油｜一瓣大蒜（壓碎）｜1大匙切碎的香艾菊（tarragon）｜4-5片葉用甜菜葉（修剪並切成小片）｜1茶匙續隨子（沖洗）｜2茶匙橄欖油｜1茶匙蘋果醋｜8顆榛子（切碎）

小火蒸根芹菜10分鐘，或在預熱至200°C（400°F）的烤箱烤40分鐘，烤盤需襯有不沾黏烘焙紙。

沖洗綠扁豆，放入小鍋裡加水覆蓋。煮沸，然後轉小火，蓋上煮約30分鐘，直到熟軟，如果需要可加額外的水。

煮熟的根芹菜和綠扁豆先放在一邊。

將酥油在鍋裡加熱，加入大蒜炒幾分鐘。拌入綠扁豆、芹菜、香艾菊和葉用甜菜。從火上移開並添加續隨子、橄欖油和醋。上面撒上切碎的榛子。

青花菜和杏仁湯

2人份

1顆青花菜（切成小朵花）｜1顆洋蔥（切成四塊）｜2瓣大蒜（去皮）｜240毫升蔬菜高湯｜240毫升熱水｜1大匙杏仁醬｜1大匙橄欖油｜裝飾用碎杏仁

烤箱預熱至200°C（400°F）。在烤盤上襯上不沾烤紙。

將青花菜、洋蔥和蒜平鋪在襯有不沾黏烘焙紙的烤盤上，烤約20分鐘，直到熟軟。

將烤好的蔬菜、高湯、熱水、杏仁醬和油一起加入攪拌機，攪成泥狀，撒上碎杏仁，即可上菜。

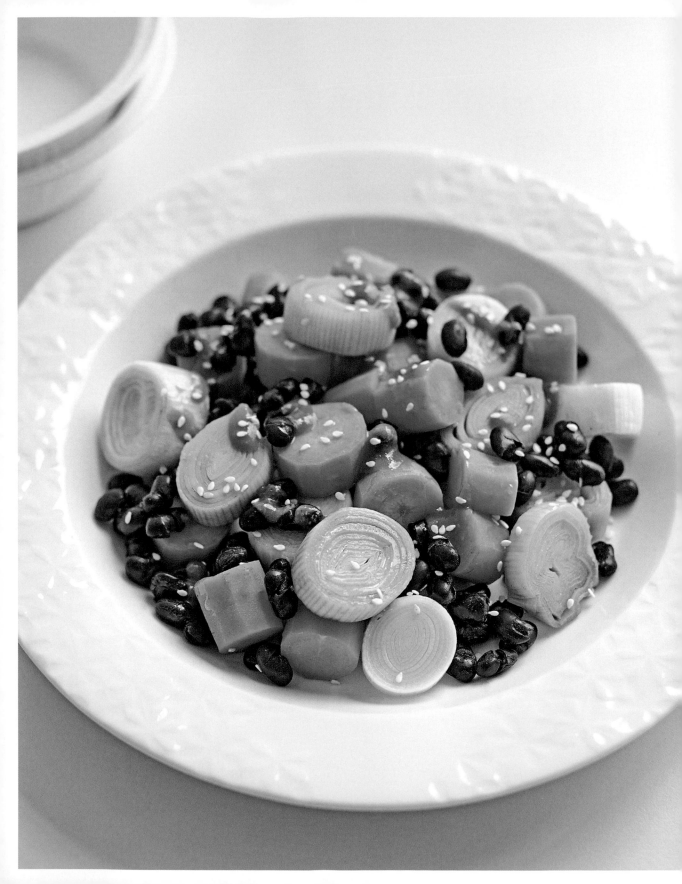

味噌芝麻胡蘿蔔和黑豆韭菜

2人份

4根中小型胡蘿蔔（去皮切片）｜2根韭菜（切片）｜400公克罐裝黑豆（瀝乾）｜2大匙甜白味噌｜2茶匙味醂料酒｜2茶匙醬油｜2茶匙冷壓芝麻油｜喜馬拉雅鹽少許｜2小勺芝麻

蒸胡蘿蔔和韭菜約6分鐘，直到熟軟但還有嚼勁。

用大碗盛裝，然後加入黑豆、味噌、味醂和醬油攪拌均勻。淋上芝麻油，加鹽調味。撒上芝麻即可食用。

櫛瓜加腰果義大利青醬

2人份

2根櫛瓜｜新鮮檸檬汁｜喜馬拉雅鹽少許｜2把羅勒葉｜40公克生腰果｜40公克松子｜一瓣大蒜（去皮）｜120毫升橄欖油

把櫛瓜用切絲器切成義大利麵的形狀，放入碗裡，與檸檬汁和鹽混合，放在一旁備用。

將羅勒、腰果、松子、大蒜一起放進攪拌機攪勻，在機器轉動時慢慢倒入油，做成腰果義大利青醬。

在櫛瓜上淋一大勺青醬，即可享用。剩餘的青醬可用密閉容器盛裝，放入冰箱保存，最多可保存五天。

索引

參考書目

Page 20: 'A 13-week subchronic toxicity study of sodium iron chlorophyllin in F344 rats'; *The Journal of Toxicological Sciences*, Vol.39, No. 1, 2014.

Page 43: 'Dietary Approach to Attenuate Oxidative Stress, Hypertension and Inflammation in the Cardiovascular System'; *Proceedings of the National Academy of Sciences of the USA*, Vol.101, 2004.

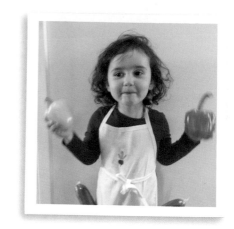

謝誌

卡拉要感謝的人

我的丈夫萊昂，他忍受我在寫這本書時經常整個晚上和整個週末都在打字。你是我的磐石、我的靈感、我的最佳口感測試員，要是沒有你，我就失去了做這些事的動力。我愛你。感謝我的女兒貝樂（上圖）。因為妳，我從來沒有像現在這樣認真思考，進入妳的嘴裡的每一口食物都將如何影響妳未來的健康。當了妳的媽媽之後，我特別感受到飲食健康的重要！感謝我的父母佩蒂和史蒂夫，總是讓我覺得被愛，讓我每天都能享受到自己家裡做的菜，從沒讓我吃加糖的麥片或口香糖。雖然小時候我常常因為不准吃那些東西而大吼大叫，但今天我真的滿懷謝意！感謝我的摯友和最好的食譜品嘗員夏洛特‧奈特和露西‧湯馬斯，妳們兩位的意義對我來說絕對超過妳們敏銳的味蕾，謝謝妳們一直支持我！感謝珍娜‧佐伊，謝謝你對我的信任，並讓我在你的廚房的一個角落裡開始展開PLENISH的工作，也感謝妳讓我愛上Upcakes peanut butter cup這麼好吃的甜點。感謝維姬‧龐得和艾瑪‧辛克來，對我這個剛來到英國的人多方指導和激勵！感謝卡加力‧阿凡斯諾，當大家還在納悶這些綠色液體是什麼奇怪東西的時候，感謝你為我們開拓市場，並成為我們的最佳代言人！感謝所有了不起的專家：伊芙‧卡利尼克、羅米娜‧保利奇諾、加布里耶拉‧皮考克、尼格瑪‧塔里布醫師和亨麗埃塔‧諾頓，謝謝分享你們的專業知識。你們啟發了我，我知道你們的知識會觸動許多人的生命。請繼續傳播你們綠色的愛！感謝PLENISH團隊，感謝你們在我不在的時候持續領航全力前進。你們是我最寶貴的資產。最後，感謝斯蒂芬妮傑克遜，在某個瘋狂的時刻，讓我說服她出版這本書。感謝雅絲雅‧威廉姆斯和波利‧保爾特，我超級感謝你們的幫助，是你們和我一起把這本書生下來的。

譯者簡介

管惠玲，綽號小管兒。旅居夏威夷、日本、加拿大十數年。臺大外文系畢業，具中醫、針灸學位，並修習過整體營養學。熱愛各國健康料理、園藝、種菜、藝術。曾與多國友人合作獨立出版食譜，並有多年自炊完全不外食的經驗。育有一個喜歡種小麥草、只穿尿布在菜園澆水、啃彩色甜椒當零食的鬼靈精女兒。（更多譯者生活及作品，請搜尋臉書「小管愛畫畫」）

圖片版權：page 117 Martin Lee/Alamy; cover, pages 2–3, 14, 18–19, 21, 22–23, 58–59, 62–63, 70–71, 78–79, 94–95, 102–103 Amber Locke @rawveganblonde